V&R

Niko Andrija Rukavina

Die Seele will gesund werden

Impulse für ein erfolgreiches Leben mit Schizophrenie

VANDENHOECK & RUPRECHT

Bibliografische Information der Deutschen Nationalbibliothek:
Die Deutsche Nationalbibliothek verzeichnet diese Publikation in der Deutschen Nationalbibliografie; detaillierte bibliografische Daten sind im Internet über https://dnb.de abrufbar.

Koninklijke Brill BV umfasst die Imprints Brill, Brill Nijhoff, Brill Schöningh, Brill Fink, Brill mentis, Brill Wageningen Academic, Vandenhoeck & Ruprecht, Böhlau und V&R unipress

Satz: SchwabScantechnik, Göttingen
Druck und Bindung: Elanders Waiblingen, Waiblingen
Printed in the EU

Vandenhoeck & Ruprecht Verlage | www.vandenhoeck-ruprecht-verlage.com
E-Mail: info@v-r.de

ISBN 978-3-525-46298-0 (print)
ISBN 978-3-647-46298-1 (digital) | ISBN 978-3-666-46298-6 (eLibrary)

Inhalt

Dank

Dieses Buch ist meiner Mama gewidmet, die mich 42 Jahre meines Lebens durch alle Höhen und Tiefen begleitet hat, mit ihrer Warmherzigkeit, sozialen Intelligenz, ihrem Humor und ihrer Empathie. Du hast mir so viel Kraft und Mut gegeben und du hast immer an mich geglaubt. Ich weiß, dass es dir dort, wo du jetzt bist, gut geht. Schau auf mich herab und sei stolz auf mich. In meinem Herzen und in denen der Menschen, die du in deinem Leben berührt hast, lebst du ewig weiter.

Einleitung

Ich freue mich darauf, Sie auf eine Reise einzuladen, auf der ich Ihnen Mut machen, Sie motivieren und Ihnen Impulse geben will, um Ihren Lebensalltag trotz der Diagnose Schizophrenie gut strukturieren zu können. Lassen Sie mich gleich zu Beginn sagen, dass ich kein ausgebildeter Psychiater, Psychologe oder Psychotherapeut bin. Was ich jedoch anbieten kann, ist ein reicher Erfahrungsschatz an Tipps und Methoden, die ich selbst erprobt habe, und mit dem ich Ihnen versichern will, dass Sie nicht allein sind! Ich lebe seit dem Jahr 2006 mit der Diagnose »paranoide Schizophrenie« und verbrachte viele Monate meines Lebens in Krankenhäusern. Ich wurde fixiert, verlor die Kontrolle, erlebte psychisches Leid, das weit über die Grenzen des Erträglichen hinausging, und habe das Leben mit all seinen Schattenseiten kennengelernt, auch zum Leidwesen meiner Freunde und Familie. Bedingt durch meine Krankheit verlor ich mehrmals meine Arbeit, einige Freunde, scheiterte immer wieder in allen möglichen Bereichen. Aber ich habe nie aufgegeben und mich zwischen den psychotischen Episoden immer wieder aufgerappelt. Ich lebe mein Leben gerne, auch wenn es schwierig ist. Es ist *meins,* und ich würde mit niemandem tauschen wollen. Wenn ich doch einmal müde werde vom Kämpfen, vom Durchhalten und Zusammenreißen, und denke: »Ich kann nicht mehr«, dann mache ich mir bewusst, dass sich die Welt weiterdreht und ich ein Teil davon bin, ob ich nun will oder nicht. Ich kann in dieser Welt verzweifeln und mir einreden, dass ich nicht hineinpasse, oder ich kann versuchen, einen Platz in ihr zu finden: Ich entscheide mich immer für Letzteres.

Machen wir uns nichts vor: Schizophrenie ist eine langwierige, hinterhältige psychische Erkrankung, die die Lebensqualität massiv einschränkt und einen hohen Leidensdruck hervorruft. Angehörige und Freunde sind frustriert und müssen hilflos mit ansehen, wie ein nahestehender Mensch leidet. Schizophrenie ist auch nicht hundertprozentig *heil*bar, aber der Umgang mit ihr ist *erlern*bar; in dieser Krankheit eine Chance zu finden, mit sich und der Umwelt gut umgehen zu können, ist also möglich, und das verdient höchste Anerkennung. Als psychisch »gesunder« Mensch (was »psychisch gesund« und »psychisch krank« ist, ist per Definition recht streitbar) die Herausforderungen des Alltags zu meistern und sortiert durchs Leben zu gehen, scheint doch um einiges leichter – wir »Dauer-Kämpfer« haben wesentlich mehr Hürden zu überwinden. Gelingt uns das (und hier zählt neben dem »mal besser« durchaus auch das »mal schlechter«!), sollten wir uns selbst ehrlich und aufrichtig applaudieren. Es ist aber nicht nur diese Selbst-Navigation durch das Leben an sich, die wir zu schätzen lernen sollten. Ich persönlich sehe die Phasen zwischen den Psychosen als sehr wertvoll an, weil sie mir eine gewisse Tiefe im Erleben bringen: Dankbarkeit, Genuss, Achtsamkeit/die Wahrnehmung des Hier und Jetzt – das alles sind Aspekte, die viel deutlicher zutage treten, wenn sich psychische und physische Schmerzen wieder gelegt haben. Ich bin dann dankbar und zufrieden, habe in diesen Ruhephasen zum Glauben[1] gefunden, zu meiner Berufung, mir ist mehr Empathie vergönnt, ich rege mich weniger über Kleinigkeiten oder meine Mitmenschen auf. Ich weiß dann, dass die Gesundheit die höchste Priorität hat, und ich handele danach. Ich kann es nicht anders ausdrücken: Ich finde es dann wirklich »geil«, am Leben zu sein. Eine Psychose bietet uns die einmalige Chance, unseren Kurs im Leben zu korrigieren und zu einem authentischen, gereiften Selbst zu finden. Sie konfrontiert uns mit unseren innersten, tief sitzenden Erfahrungen und Gefühlen, damit wir diese integrieren und in diesem Prozess wachsen können.

Dieses Buch ersetzt keinen Therapeuten, keinen Psychiater und keine Klinik. Es ist als Ergänzung gedacht, als »Buffet«, an dem Sie sich nach Gusto bedienen und ausprobieren können. Nehmen Sie es, wenn es Ihnen nützlich erscheint, mit, wohin Sie wollen, markieren Sie wichtige Seiten mit Post-its oder Eselsohren, machen Sie

1 Religiosität wird ab und an im weiteren Verlauf des Buches eine Rolle spielen. Hier ist es mir wichtig, darauf zu verweisen, dass sie *für mich persönlich* eine große Rolle spielt, ich Ihnen aber natürlich nichts überstülpen möchte. Sie können entsprechende Textstellen überspringen, wenn Sie nicht religiös sind und darin auch nichts Nützliches für sich herausholen können.

es zu Ihrem persönlichen Arbeitsbuch und Begleiter. Mein Herzensanliegen ist es, dass Sie oder Ihre Angehörigen etwas Positives daraus mitnehmen, sodass Sie psychotische Episoden zumindest abmildern und einen besseren Umgang mit der Krankheit finden können. Wenn es mir gelingt, mit den hier vorliegenden Inhalten nur einem Menschen eine Hospitalisation zu ersparen, dann hat sich meine Arbeit bis zu diesem Punkt schon gelohnt! Und dieser Anspruch ist durchaus nicht zu hoch, denn nach meiner ersten Psychose vor zwanzig Jahren dauerte es ein ganzes Jahr, bis ich eine Diagnose und damit dann auch professionelle Hilfe und Medikamente bekam. Schlicht und ergreifend lag das daran, dass ich selbst gar nicht wusste, was eine Psychose überhaupt ist, dementsprechend suchte ich auch keine ärztliche Begleitung. So geht es auch vielen anderen neu erkrankten Menschen. Es gibt natürlich keine »Gebrauchsanweisung« zum psychotischen Erleben, aber durchaus kann das Bewusstsein dafür geschärft werden, was eine Psychose ist und wie sie in das Leben von Menschen eingreift. Darüber hinaus werden Psychosen von Nicht-Betroffenen oft missverstanden: Die, die damit umgehen müssen, werden stigmatisiert und somit zusätzlich belastet. Ein häufiges Missverständnis besteht zum Beispiel darin, dass Schizophrenie mit einer »gespaltenen Persönlichkeit« in Verbindung gebracht wird, die ein völlig anderes Krankheitsbild ist. Und auch dabei möchte dieses Buch helfen: Aufklärung betreiben, Vorurteile abbauen, Verständnis schaffen und einen offenen Dialog über psychische Erkrankungen fördern. Zum Abschluss noch ein paar Hinweise: Gerade weil ich, wie erwähnt, keinen therapeutischen Hintergrund habe, wurden einige wenige Textstellen unter Zuhilfenahme von KI erarbeitet.

Auch möchte ich, liebe Lesende, an dieser Stelle unbedingt eine *Triggerwarnung* aussprechen: Manche Inhalte könnten Ihnen sehr nahe gehen. Wenn Sie das Gefühl haben, Sie können bestimmte Aspekte des Buches nur schwer händeln, weil sie zu nah an Ihrem aktuellen oder vergangenen Erleben sind, dann legen Sie es zur Seite. Hier und bei allem anderen, das Ihnen über den Kopf wächst, gilt: Suchen Sie ärztliche Hilfe auf. Seien Sie darüber hinaus gütig zu sich selbst, wenn Sie einige Anregungen aus diesem Buch oder bestimmte Ziele Ihres alltäglichen Lebens nicht nach Plan/Vorgabe/Wunsch umsetzen können. Erinnern Sie sich dann: Sie haben immer noch ein paar Päckchen mehr zu tragen als andere. Nehmen Sie jeden Tag, wie er kommt, fordern Sie nicht zu viel von sich.

Wenn Sie über dieses Buch hinaus noch mehr Input möchten, hilft Ihnen vielleicht auch der Einblick in meinen Blog, den ich seit vielen Jahren betreibe: https://die-seele-will-gesund-werden.de. Aber fangen wir mit kleinen Schritten an ... am besten mit dem ersten Kapitel.

1 Was ist paranoide Schizophrenie? Eine kleine Einführung

Die folgenden Inhalte sollen lediglich einen kurzen Überblick bieten, haben aber nicht den Anspruch, umfangreiche medizinische/psychopathologische Aufklärungsarbeit zu leisten; insbesondere vor dem Hintergrund, dass die Forschung in der Untersuchung von Schizophrenie stetig in Bewegung ist und Diskurse beständig aktualisiert werden (so steht z. B. die Theorie, dass durchschnittlich ein Prozent der Menschheit an Schizophrenie erkrankt, mittlerweile auch in der Kritik). Wenn Sie sich intensiver mit aktuellen Forschungsergebnissen beschäftigen möchten, finden Sie im Literaturverzeichnis entsprechende Empfehlungen.

1.1 Krankheitsbild

Der Begriff »Schizophrenie« stammt aus dem Griechischen und wurde 1911 vom Schweizer Psychiater Eugen Bleuler eingeführt. Das Wort setzt sich zusammen aus »schizo« (»gespalten«, »getrennt«) und »phrenie«, ein Begriff, der ursprünglich für das Zwerchfell verwendet wurde. Das Zwerchfell bildet die Grenze zwischen Bauch- und Brustraum. Durch diesen Bereich verlaufen viele Nervenfasern, die besonders bei Stress, Angst oder starken Gefühlen spürbar aktiv werden (daher auch der Ausdruck »Bauchgefühl«; Bäuml u. Lambert, 2015, S. 10). Schizophrenie ist eine psychische Erkrankung, die tiefgreifende Auswirkungen auf das Denken, Fühlen und die Wahrnehmung eines Menschen haben kann. Unter schizophrenen Psychosen versteht man seelische Krankheitsbilder, die nicht aus eigener Kraft bewältigt werden können. Schizophrene Menschen neigen zur Reizüberflutung, da die Filter in ihrer kognitiven Funktion nicht mehr zuverlässig arbeiten. Oft einher mit der Erkrankung gehen starke Ängste. Betroffene beschreiben Psychosen manchmal als »ein Leben im Horrorfilm«. Die Ursachen für eine Schizophrenie sind in der Regel eine Mischung aus mehreren Faktoren (Abbildung 1; Bäuml u. Lambert, 2015):

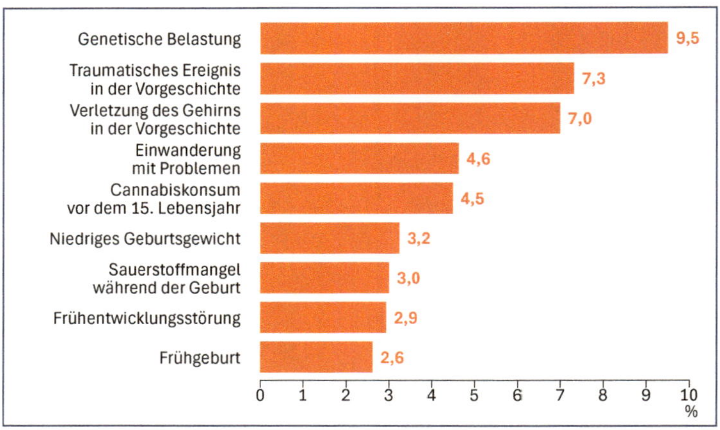

Abbildung 1: Dispositionen für Schizophrenie (Bäuml u. Lambert, 2015, S. 30)

Typische Merkmale der Schizophrenie sind unter anderem das Hören von Stimmen (akustische Halluzinationen), ungewöhnlich erscheinende Wahnvorstellungen, eine eingeschränkte Fähigkeit, zwischen dem eigenen Selbst und der Außenwelt zu unterscheiden, sowie Veränderungen in Stimmung, Denkprozessen und Sprache. Auch motorische Auffälligkeiten können auftreten (Schön Klinik, 2025). Dabei unterteilen sich die partiell schon benannten Symptomatiken in Positiv- und Negativ-Symptomatiken: die typischen Erkrankungszeichen einer Schizophrenie werden in Plus- und in Minus-Symptome eingeteilt.

Positivsymptome (zum gewohnten Leben kommt »etwas hinzu«) sind:

- Wahnvorstellungen, Sinnestäuschungen und Persönlichkeitsstörungen mit starker Erregung, innerer Unruhe, Gereiztheit und Misstrauen
- starker Verfolgungswahn, Bedrohungsangst und das Gefühl, fremd beeinflusst zu werden
- Sinnestäuschungen (Halluzinationen), zum Beispiel das Hören von Stimmen, Geruchs-, Körper- oder optische Sinnestäuschungen

Negativsymptome (von der bisherigen Lebensrealität geht etwas weg) sind:

- zum Beispiel Gefühl von Leere, Reduktion von Vitalität und Lebensmut
- Erkrankte fühlen sich apathisch, ohne Energie, ziehen sich zurück und meiden soziale Kontakte
- viele empfinden Mut- und Hoffnungslosigkeit und haben Minderwertigkeitskomplexe
- Betroffene nehmen emotionale Ereignisse wie durch einen Schleier wahr und reagieren nur eingeschränkt darauf (Bäuml u. Lambert, 2015)

Schizophrene Symptome kommen in Schüben, diese werden »psychotische Episoden« genannt. Abbildung 2 zeigt einen beispielhaften Verlauf einer schizophrenen Episode mit den oben erwähnten Plus- und Minussymptomen:

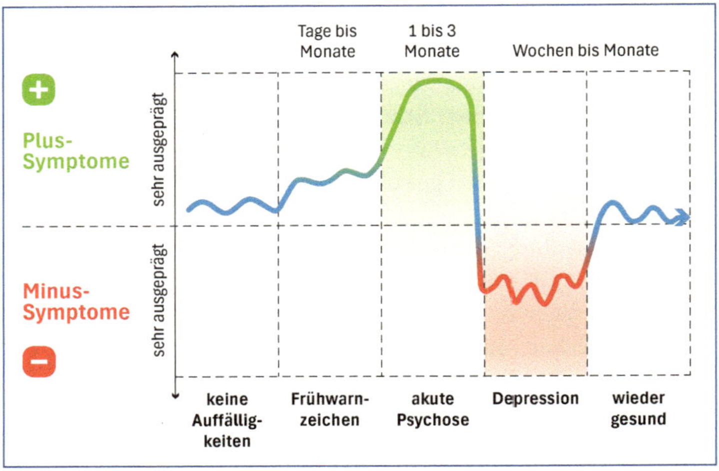

Abbildung 2: Verlauf einer Psychose (Bäuml u. Lambert, 2015, S. 15)

Manche von Schizophrenie betroffene Menschen bekommen einmal in ihrem Leben eine akute psychotische Episode (ca. 25 Prozent), manche mehrere mit einer vollständigen Erholung zwischen den Symptomen. In manchen Fällen ist der Verlauf chronisch und es tritt keine Besserung ein (Institut für Qualität und Wirtschaftlichkeit im Gesundheitswesen, 2022).

Seit dem Jahr 1998 gilt in Deutschland das Kodierungssystem ICD-10 (»International Statistical Classification of Diseases and Related Health Problems«; dt. »Internationale statistische Klassifikation der Krankheiten und verwandter Gesundheitsprobleme«), seit 2022 erweitert auf die ICD-11, wegen ausstehender Evaluierungen und Implementierungen aber noch nicht offen zugänglich. Dabei handelt es sich um einen Katalog mit Definitionen von Krankheitsbildern, wie auch die paranoide Schizophrenie. Sie bildet die einheitliche Grundlage der Diagnostik und wird auch für die Abrechnung mit der Krankenkasse herangezogen (Bundesinstitut für Arzneimittel und Medizinprodukte, 2025). Der ICD-10 zufolge wird eine Psychose dann diagnostiziert, wenn eines der folgenden Merkmale vorliegt:

- Das Gefühl, dass Gedanken laut werden, von außen eingegeben, entzogen oder verbreitet werden.
- Stimmen, die kommentieren oder miteinander sprechen. Die Stimmen werden akustisch wahrgenommen, so als würde jemand tatsächlich sprechen.
- Ein anhaltender Wahn mit Gedanken und Wahrnehmungen, die einer privaten Realität entstammen und die andere Menschen nicht teilen. Zum Beispiel Beziehungsideen, dass ein Plakat oder ein Beitrag im Radio auf die eigene Situation bezogen werden oder der Geheimdienst einen verfolgt.

Eine Psychose kann auch dann vermutet werden, wenn mindestens zwei der folgenden Symptome auftreten:

- anhaltende Halluzinationen in allen Sinnesbereichen
- Beeinträchtigungen des Denkens, wie Unterbrechungen, das Entstehen neuer Wortbildungen, welche zu unlogischem oder chaotischem Sprechen führen
- katatone Merkmale wie starke Bewegungslosigkeit, sich wiederholende Körperhaltungen oder gesteigerte Erregungszustände
- negative Symptome wie ausgeprägte Teilnahmslosigkeit, stark reduzierte Sprachfähigkeit sowie verflachte oder unpassende emotionale Ausdrucksformen (Dworschak, 2019)

1.2 Die Dopamin-Hypothese

Der gegenwärtige Forschungsstand arbeitet mit der Auffassung, dass schizophrene Menschen einen Überschuss des Neurotransmitters[2] Dopamin aufweisen, was als Ursache für die psychotischen Symptome gesehen wird (Bäuml u. Lambert, 2015). Der Botenstoff Dopamin – manchmal auch »Belohnungshormon« genannt –, ist für die Verarbeitung von Reizen, Ideen und Gefühlen von entscheidender Bedeutung. Er wirkt zum Beispiel im limbischen System, das für die Emotionen zuständig ist, oder auch im vorderen Bereich des Gehirns, in dem Denken und Fühlen gesteuert werden (Bäuml u. Lambert, 2015). Eine Flut von Dopamin sorgt nun dafür, dass Umweltreize plötzlich als besonders intensiv und bedrängend wahrgenommen werden.

Normalerweise werden alle aus der Umgebung kommenden Reize wie Klang, Sprache, olfaktorische und haptische Reize beim Eingang ins Gehirn gefiltert. Nur die benötigten Reize werden weiterverarbeitet, alle anderen werden aussortiert. So konzentriert sich der Mensch bei einem Gespräch auf die Stimme und die Mimik des Gegenübers. Im Hintergrund befindliche Umweltgeräusche, andere Stimmen oder das Spielen eines Radios werden nicht wahrgenommen. Bei einem Übermaß an Dopamin ist diese Ausblendfunktion erheblich beeinträchtigt. Man spricht von der erwähnten Reizüberflutung, die es dem Erkrankten sehr schwer macht, relevante von irrelevanten Reizen zu unterscheiden (Abbildung 3; Bäuml u. Lambert, 2015).

2 Botenstoffe im Gehirn, die sogenannten Neurotransmitter, übertragen die elektrischen Signale zwischen den Nervenzellen über Synapsen, aus denen das Gehirn besteht. Die Zahl der Nervenzellen im menschlichen Denkorgan wird auf 100 Milliarden, die Synapsen werden auf 100 Billionen geschätzt (Max-Planck-Gesellschaft, o. J.).

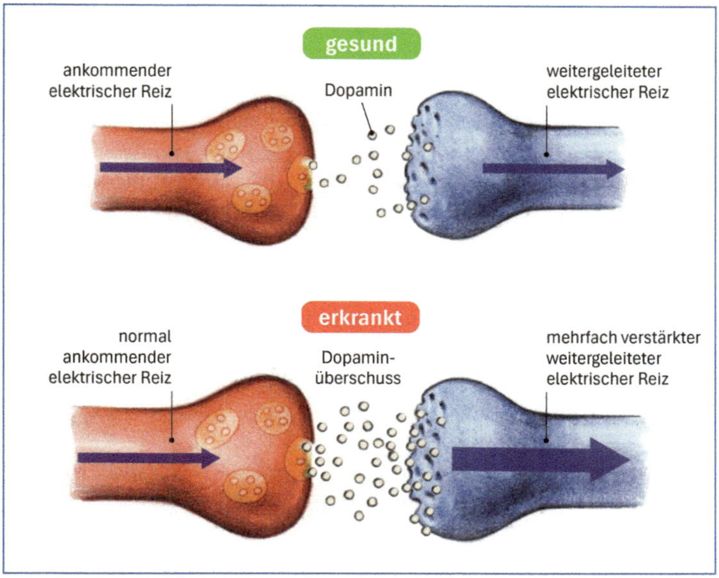

Abbildung 3: Synaptischer Spalt (Bäuml u. Lambert, 2015, S. 26)

1.3 Das Stress-Vulnerabilitäts-Modell

Ein Teil der Weltbevölkerung hat also die Veranlagung, in belastenden Situationen psychotisch zu reagieren. Diese besondere Form der Empfindsamkeit wird als Vulnerabilität bezeichnet (lat. »vulnus« = »Wunde«) und bedeutet sinngemäß »Verletzlichkeit«. Menschen mit erhöhter Vulnerabilität verfügen demnach meist über ein ausgesprochen sensibles Nervensystem. Sie zeichnen sich häufig durch übermäßige musische Begabung, Kreativität, Originalität und andere einzigartige Persönlichkeitsmerkmale aus. Diese besondere Begabung kann zwar die Grundlage für außergewöhnliche kreative Leistungen sein, im Krankheitsfall jedoch kann eine Überforderung oder Überreizung dieser sensiblen Anlagen eben zu psychischen Krisen und psychotischen Symptomen führen (Bäuml u. Lambert, 2015). Hinsichtlich der ausgeprägten Vulnerabilität etablierte sich die sogenannte »Segelschiff-Metapher« (Abbildung 4):

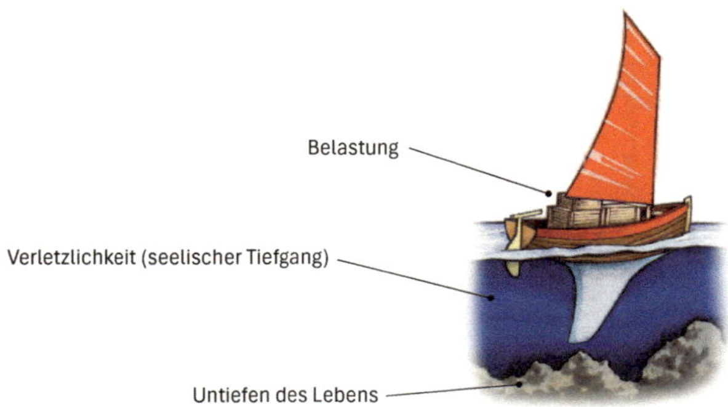

Abbildung 4: Schiff auf dem Ozean des Lebens (Bäuml u. Lambert, 2015, S. 22)

Übertragen auf den Menschen markiert der lange Kiel, also die »Flosse« an der Unterseite eines Bootes, eine erhöhte Empfindsamkeit, die aufgrund ihrer Ausprägung (bildlich gesehen ihrer Länge) schneller an die Untiefen des Lebens stößt (belastende Ereignisse oder hoher Stress). Besonders schwierig wird es, wenn zusätzlich seelischer »Ballast« an Bord ist – also ungelöste Belastungen, die die psychische Stabilität weiter verringern. Dies lässt sich auch noch einmal verdeutlichen anhand des Fassmodells (Abbildung 5):

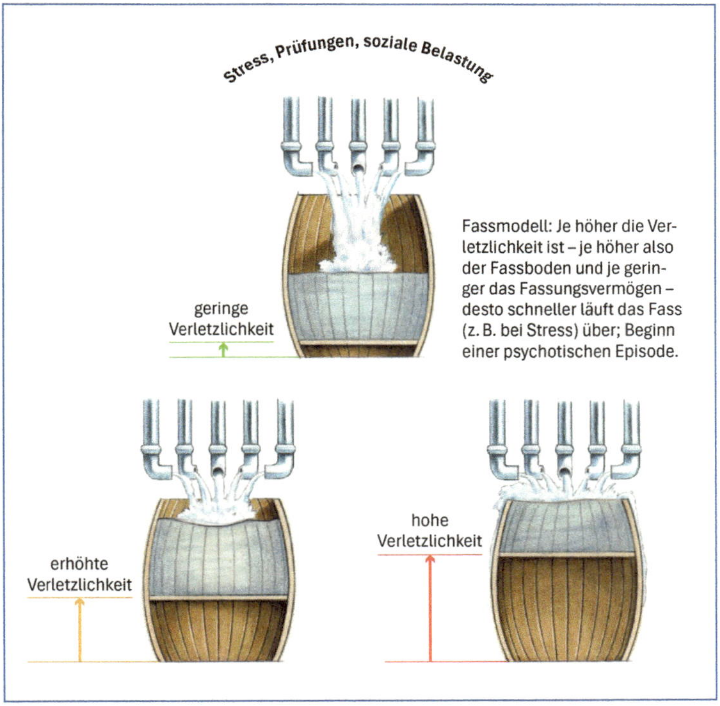

Abbildung 5: Vulnerabilitäts-Stress-Modell (Bäuml u. Lambert, 2015, S. 20)

Entscheidend ist letztlich die Rolle des »Kapitäns« – also der betroffenen Person selbst. Wer um seine individuelle Verletzlichkeit weiß, sein Schiff gut kennt, kann lernen, es sicher zu führen. Dazu braucht es neben dem Wissen über sich selbst psychotherapeutische Unterstützung, um die eigenen Stärken klug einzusetzen und mit den Herausforderungen besser umzugehen (Bäuml u. Lambert, 2015).

2 In der Endlosschleife. Ein Erfahrungsbericht

Ich selbst habe bemerkt, dass mir Erfahrungsberichte anderer geholfen haben, mein Krankheitsbild zu verstehen und damit umzugehen, darum möchte ich im Folgenden meine Geschichte auch mit Ihnen teilen.

Seit ich denken kann, bin ich anders als die anderen. Durchaus musikalisch begabt und kreativ, aber dafür ganz versunken in meiner eigenen Welt und Fantasie. Ich hatte eine behütete Kindheit, meine Eltern stammen aus Sveti Filip i Jakov, Kroatien (Abbildung 6), und waren Kinder der ersten Gastarbeiter in Deutschland.

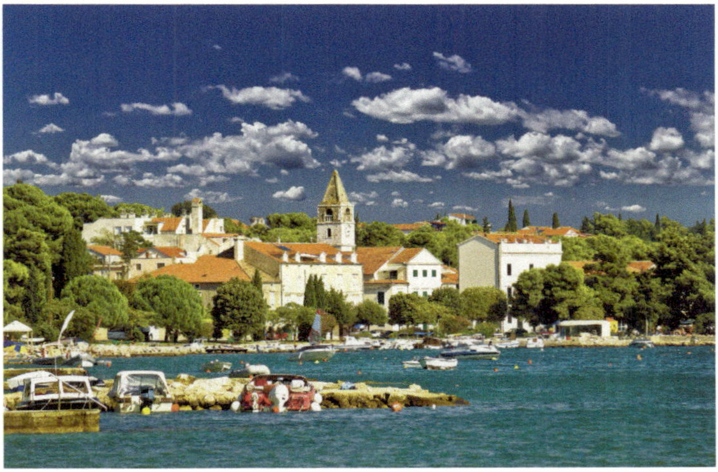

Abbildung 6: Sveti Filip i Jakov, Kroatien

Noch immer leben in Deutschland und Kroatien viele meiner Familienmitglieder, und ich erinnere mich an geselliges Miteinander bei zahlreichen Familienfesten. Bei diesen Festen spielte mein Vater häufig Gitarre und sang, und es wurde viel gefeiert und gelacht. Es war eine schöne Zeit. Ich hatte einen Patenonkel und eine Patentante, die sich neben meinen Eltern um mich kümmerten, zum Kindergarten brachten und mit mir und meiner Schwester in den Urlaub fuhren. Ich ging in die Jugendkunstschule und bekam Keyboardunterricht, mein Vater brachte mir die Liebe zu Musik nahe und die Faszination für Computer (ich war als Kind schon fasziniert von Knöpfen und Tasten, ich liebte den Kassettenrecorder), aber auch das Schachspielen. Zu meiner sechs Jahre älteren Schwester, sehr temperamentvoll und laut, hatte ich ein gutes Verhältnis. Nur mit meinem Vater stimmte etwas nicht, das merkte ich schon früh. Ich erinnere mich gut daran, wie er stundenlang auf der Couch saß und seinen Bart zwirbelte. Er hatte erhebliche psychische Probleme, das konnte ich als Kind natürlich nicht verstehen. Er litt an Depressionen und Psychosen, war hochgradig tablettensüchtig. Er hatte schon als Kind Albträume gehabt und Valium bekommen. Auch sein Vater, der während des Zweiten Weltkriegs in einem Gefangenenlager Schreckliches erlebt hatte, hatte mentale Probleme. Darüber wurde aber nicht gesprochen. Manchmal frage ich mich, ob das Kriegsgeschehen in gewisser Weise bis hinein in meine eigene Geschichte reicht und der Schmerz von Generation zu Generation weitergegeben wurde.

Ich erinnere mich, dass ich einmal herumtobte und zu meinem Vater sagte: »Guck mal, was ich kann. Ich bin zufrieden, mit dem was ich kann.« Worauf mein Vater antwortete: »Eigenlob stinkt«, und ich mich für mein Herumtoben schämte. Ich hatte zu Hause nicht gelernt, wie man Gefühle zeigt und sich verteidigt. Das führte dazu, dass sich schon in der Grundschule meine Mitschüler einen großen Spaß daraus machten, mich zu hänseln. Ich wurde extrem gemobbt und erniedrigt, bis in meine Gymnasialzeit hinein. Selbst Freunde und Cousins behandelten mich schlecht. Ich wurde als »Weichei« beschimpft. Zu Hause erzählte ich nichts davon, ich fühlte mich unendlich einsam und ausgeliefert. Zwischen meinem 9. und 11. Lebensjahr wurde ich extrem still und flüchtete mich in meine Fantasie und in Computerspiele. Erschwerend kam hinzu, dass zu dieser Zeit auch die Ehe meiner Eltern in die Brüche ging. Mein Vater ging aufgrund seiner Depressionen von Klinik zu Klinik, bis er die zusätzliche Diagnose Multiple Sklerose erhielt. Meine Mutter stand dann vor der Wahl, sich entweder alleinerziehend um mich und meine Schwester zu kümmern, oder von der Krankheit meines Vaters, die durchaus auch seine Persönlichkeit veränderte, mit »in den Abgrund gerissen« zu werden. Sie ging mit dem sprichwörtlichen Knall: Zusammen mit meinem Vater bei einem Therapeuten, wertete dieser sie verbal ab. Daraufhin entgegnete sie zum Therapeuten: »Behalten Sie ihn!«, und wollte gehen. Als der Therapeut sie darauf aufmerksam machte, dass sie nicht einfach eine Therapiesitzung verlassen könnte, entgegnete sie: »Doch, kann ich!«

Meine Mutter war für mich immer der Fels in der Brandung, sie war warmherzig und sozial. Auf sie konnte ich mich immer verlassen. Bildung war in meiner Familie ein sehr hohes Gut, und es war immer klar, dass ich studieren würde, während meine Schwester eine Tanzausbildung in Berlin absolvierte. Meine Mutter investierte Unsummen in Nachhilfeunterricht und die Musikschule. Nach der Scheidung versuchte mein Vater, Kontakt zu mir aufzunehmen. Wir unternahmen einiges zusammen, und er versuchte mir zu erklären, was in seiner Familie schief gelaufen war; aber ich war mit zwölf Jahren nicht bereit dafür. Insgeheim vertraute ich meinem Vater nicht, ich fühlte mich von ihm im Stich gelassen und verraten. Mein Vater kam in seiner Wohnung nicht zurecht und seine Nervenschäden und Störungen wurden schlimmer. Schließlich im Rollstuhl fand er eine neue Freundin, die sich um ihn kümmerte. Ihr Sohn machte Musik mit meinem Vater, er zeigte mir die Aufnahmen. Ich war eifersüchtig, obwohl ich das zu dem Zeitpunkt nicht realisierte. Letztlich kam er in ein Pflegeheim. Er rief mich immer noch an und wollte mit mir reden, gratulierte mir zum Geburtstag, aber ich hatte andere Themen in meinem Leben. Ich hasste es, zu ihm ins Pflegeheim zu gehen, er wurde immer apathischer und teilnahmsloser. Das Einzige, was mir etwas Spaß mit ihm machte, war das Schach spielen. Da war mein Vater trotz seiner geistigen Einschränkungen unschlagbar. Einmal sagte er: »Weißt du, diese Liebe zu den Kindern, die manche Leute haben, das hatte ich eigentlich nicht.« Ich realisierte zu dem Zeitpunkt nicht, wie verletzend das war. Seine Freundin starb später an Krebs und mein Vater war wieder ganz allein. Insgesamt 25 Jahre lang verbrachte er in seinem Krankenbett, bis auch er irgendwann starb.

Als Jugendlicher interessierte ich mich für Musik und Theater; als ich mit etwa 16 in meine erste Schul-Rockband kam, hörte das Mobbing schlagartig auf. Ich hatte plötzlich mehr Selbstbewusstsein und strahlte das auch aus. Mit zwanzig war ich so begeistert von Rockmusik, dass ich mir eine schwarze ESP-Gitarre kaufte, die mich bis heute begleitet. Ich übte wie ein Besessener, während meine Bandfreunde gar nicht begeistert waren, dass ich, eigentlich als Keyboarder vorgesehen, Gitarre spielte. Wir nahmen in einem Jugendhaus unsere erste CD auf, für die ich das Booklet gestaltete, und gingen sogar auf eine Tour nach Rumänien, dem Geburtsland unseres Gitarristen. Drei Konzerte über hatten wir intensivstes Rockstar-Feeling, es wurde viel getrunken. Innerlich war ich, trotz der musikalischen Umtriebigkeit, todunglücklich und versuchte, die durch Scheidung und Mobbing verursachte Leere zu füllen.

Von einem Verwandten mit Haschisch versorgt, begann ich immer öfter, allein zu Hause zu kiffen. Nach einer Weile fühlte ich eine Veränderung in mir, die ich als Paranoia bezeichnen würde, woraufhin ich den Haschischkonsum einstellte (unbedingt anführen möchte ich hier, dass es »keine eindeutigen Beweise [gibt], dass Cannabis eine Schizophrenie auslösen kann, aber es gibt viele Belege dafür, dass es Krankheitssymptome triggern und verstärken kann«; Hall u. Degenhardt, 2000; Linszen Dingemans u. Lenior, 1994; Jockers-Scherübl, 2007).

Das Abitur hatte ich mit minimalem Aufwand irgendwann in der Tasche, und da ich mich immer schon für Design und Computer interessierte, entschied ich mich für ein Medieninformatik-Studium an der Uni Ulm. Ich verließ also die Band, in der ich ohnehin nicht mehr zufrieden war, und zog in ein Studentenwohnheim. Die Anfangszeit war ein Schock. Die Mathematikvorlesungen waren auf einem wahnsinnig hohen Niveau, ich schrieb alle Arbeitsblätter von einer Kommilitonin ab, bestand die Scheinklausur mit einem halben Punkt über dem Minimum. Später fand das Softwarepraktikum statt, in dessen Rahmen ich mein Programmiertalent entdeckte.

Während des Studiums traf ich wundervolle Menschen, ich zog aus dem Studentenwohnheim aus und mit zwei Kommilitonen zusammen, die ich aus dem Softwarepraktikum kannte, und mit denen ich mittlerweile gut befreundet war. Doch die massive Überlastung durch das Studium forderte ihren Tribut: Ich begann zunehmend abzudriften. Es war ein schleichender Prozess, bei dem ich immer mehr in meine eigene Welt versank. Ich spazierte nachts durch die Straßen Ulms und führte Selbstgespräche, ich bekam Probleme mit dem Sauberhalten der Wohnung und der Körperhygiene. Angstattacken folgten; irgendwann sammelte ich sogar meinen Urin in Flaschen in meinem Zimmer, weil ich Angst hatte, auf dem Weg ins Badezimmer einem Mitbewohner begegnen zu können. Ich und mein Zimmer verwahrlosten zunehmend. Zur selben Zeit schrieb ich seitenlange Briefe an eine Freundin aus meiner Schulzeit, in denen ich Einblick in mein Seelenleben gab. Als sie mich besuchte, fragte sie mich, ob ich psychotisch sei. Dieses Wort begegnete mir da zum ersten Mal. Nach Monaten erst ging ich auf Anraten eines Arztes in eine Tagesklinik. Da ich mich dort bald besser fühlte, überzeugte ich die Ärzte davon, dass sie mich ruhigen Gewissens entlassen könnten, zudem wartete ein Uni-Projekt auf mich (zu dem ich allerdings keinen Beitrag leisten konnte – während andere das Projekt diskutierten, saß ich teilnahmslos in einer Ecke). Irgendwann kam ich auf den Gedanken, dass alles nur ein Test sei: meine Gedanken, die Situation in der ich mich befand, mein ganzes Leben. Ich bat meinen Patenonkel, nach Ulm zu kommen. Nach einem Nervenzusammenbruch in seinem Auto war er wahnsinnig erschüttert, nahm mich mit in ein Restaurant und bestellte mir etwas zu essen. Hilflos wirkend versicherte er mir, dass ich sehr geliebt werde, er empfahl mir Sport.

Ich selbst habe dann schließlich meine Mutter in Stuttgart besucht, ich wollte bei ihr sein. Ihr Hausarzt verschrieb mir ein Antidepressivum, es half jedoch nichts, ich verlor die Kontrolle über mich. Meine Mutter brachte mich in ein Krankenhaus, in dem ich plötzlich überintensive Wahrnehmungen hatte – ich dachte mir, so müsse es sein, wenn man geboren wird. Als ich begann, zu hyperventilieren, wollten mir Ärzte eine Sauerstoffmaske aufsetzen. Ich wurde panisch und griff sie an, dann wurde ich unter Todesangst ohnmächtig. Wieder bei Bewusstsein, führten mich Polizisten in Handschellen ab, direkt in die geschlossene Abteilung des Bürgerhospitals Stuttgart. Mein erster Klinikaufenthalt begann, und unter Einfluss von Medikamenten in Kombination mit meiner Verfassung erschien mir die Psychiatrie trostlos. Als es mir besser ging, durfte ich auf die offene Station und später nach Hause. Es folgten endlose Spaziergänge und Gespräche mit meiner Mutter. Sie verstand nicht, was mit mir los war und fühlte sich hilflos. Ich bekam Zyprexa, und die Symptome wurden besser. Danach war ich eine Weile in der Tagesklinik. Mit zunehmender Besserung sah ich mich auch wieder in der Lage, mein Studium fortzusetzen. Mit der Anerkennung meines Vordiploms der Universität Ulm bekam ich einen Platz an der Hochschule der Medien in Stuttgart-Vaihingen. Immer noch geplagt von Angstzuständen, schloss ich mich trotzdem einer Theatergruppe der Hochschule an, übernahm Rollen und lernte viele neue Leute kennen, einige von ihnen sind bis heute meine guten Freunde. Ich blühte auf. Dadurch motiviert, gründete ich die Improvisationstheatergruppe »Kanonenfutter«, wir hatten großartige Aufführungen und die Gruppe ist bis heute aktiv und sehr erfolgreich. Das Theater, so kann man wohl behaupten, hat mich aus einer sehr dunklen Phase getragen. Während meiner zusätzlichen Tätigkeit als Barkeeper lernte ich Susi kennen. Wir verliebten uns, ihre Familie mochte mich und umgekehrt, ich verstand mich auch mit ihrem Bruder, ebenfalls Musiker, sehr gut, und eine der schönsten Zeiten meines Lebens begann. Dazu gehörte auch ein zweimonatiger Studienaufenthalt in Schottland im Jahr 2010. Ich reiste mit einer kleinen Gruppe von Kommilitonen, war begeistert von den Inneren Hebriden, der Isle of Skye, der Stadt Paisley bei Glasgow. Als die Summer School zu Ende war, besuchte mich Susi in Schottland, auch wir waren viel unterwegs, die Zeit dort hinterließ einen tiefen Eindruck bei mir (Abbildung 7).

Als ich nach dem Studium eine Anstellung als Programmierer fand, verschlechterte sich mein Zustand, unmittelbar vor Arbeitsantritt. Mitten in einer Psychose hatte ich das Gefühl, der Gott meines Universums zu sein: Alles fühlte sich traumhaft und bedeutungsschwanger an. Mein erster Arbeitstag verlief katastrophal: Eine Kollegin wollte mir etwas am Computer zeigen, und als ich ihren Arm ansah, erschien mir dieser verwittert, skelettiert. Ich verließ die Arbeitsstelle und ging zu meiner Mutter, wo ich völlig den Bezug zur Realität verlor. Erneut kam ich in ein Krankenhaus, fixiert für die ersten zwei Tage, schemenhaft sah ich Susi an meinem Bett stehen. Anschließend kam ich auf die offene Station und fühlte mich dort sehr schlecht. Susi war ein Lichtblick, sie besuchte mich jeden Tag. Und obwohl es mir nicht gut ging, suchten wir eine gemeinsame Wohnung,

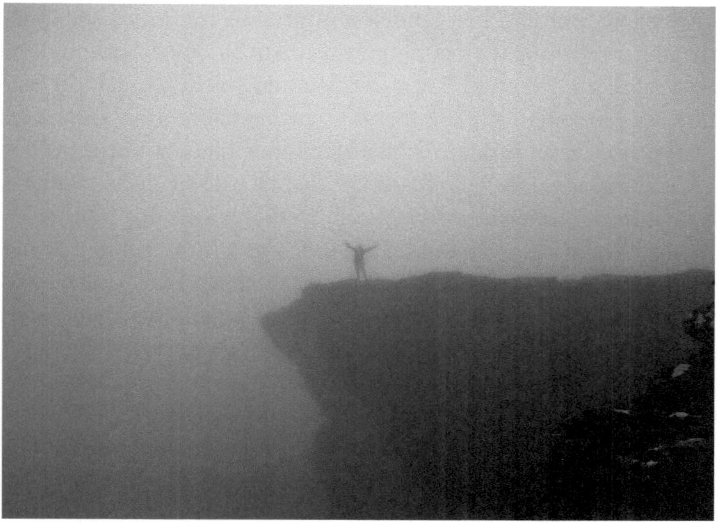

Abbildung 7: Walking the Cobbler (Schottland, 2010)

die Susi liebevoll einrichtete. Wir kochten gemeinsam oder gingen in Restaurants, aber ich war immer noch krank und für Susi war es eine schwere Zeit. Sie begleitete mich gelassen durch meine Krankheitsphase, bis es mir irgendwann nach einigen Monaten besser ging – doch währenddessen zerbrach unsere Basis. Susi bemutterte mich, und ich nahm diesen Zustand als selbstverständlich hin. Nach sechs Jahren Beziehung zog Susi berufsbedingt weg. Wenig später sandte sie mir eine E-Mail, in der sie schrieb, dass sie mich nicht so sehr vermisse wie sie dachte; sie sei sich ihrer Gefühle nicht sicher. Ich flog zu ihr, wir redeten viel und trennten uns einvernehmlich mit dem Versprechen, Freunde zu bleiben. Das sind wir bis heute.

Meinen ersten richtigen Job begann ich 2013 in einer Digitalagentur, drei Jahre lang lief alles gut. Allerdings waren massive Überstunden und Wochenendarbeit sehr häufig. Nach dem stressigen Studium ging es im Beruf genau so weiter – bis zur nächsten Krankheitsphase. Rückblickend kein Wunder. Diese dauerte ein Jahr lang an, und nachdem sie ausgestanden war, wurde mir gekündigt. Daraufhin zog ich aus der Wohnung, in der ich mit Susi gelebt hatte, aus und in eine WG mit drei befreundeten Informatikern. Ich absolvierte ein Jahr im Beruflichen Trainingszentrum in Stuttgart, begann dort ein Praktikum bei einer Softwarefirma und wurde danach für ein Jahr übernommen. Anschließend war ich weitere drei Jahre lang glücklich in einer großen Digitalagentur in Ludwigsburg, wohin ich auch umzog. Doch dann erfolgte der nächste Krankheitsschub; meine Mutter unterstützte mich sehr in dieser Zeit. Sie wohnte in meiner Wohnung, während ich mich in der Klinik aufhielt. Nach meiner Entlassung aus der Klinik verbrachten wir zwei Monate bei mir zu Hause. Ich versuchte, Leerstellen erneut mit Kreativität und künstlerischem Engagement zu füllen, was mir streckenweise auch gelang. Immer noch aktiv in einer Improvisationstheatergruppe, war ich zudem Mitglied in zwei Bands. Das Singen brachte ich mir selbst bei, nahm zusätzlich Gesangsunterricht. Leider scheiterten beide Bands an Differenzen zwischen den Mitgliedern, die sich anschließende Coronapandemie tat ihr Übriges: Ich war oft sehr einsam zu Hause und trank trotz der verschriebenen Medikamente Alkohol. Mein Halt gebender Freundeskreis driftete zunehmend auseinander: Viele gründeten Familien und hatten keine Zeit mehr für Freizeitaktivitäten.

Beruflich gestaltete sich alles ähnlich unstet: In einem Zeitraum von etwa drei Jahren wechselte ich viermal die Arbeitsstelle, flog jedes Mal noch in der Probezeit aufgrund ungenügender Leistungen raus. Es wurde Zeit für eine Veränderung: Nachdem ich insgesamt elf Jahre als Webentwickler tätig gewesen war, hatte ich das Bedürfnis, User Experience Designer zu werden, denn dieses Thema hatte mir schon während des Studiums Spaß gemacht. Ich kontaktierte meine Arbeitsagentur und bekam Zugang zu einem Online-Zertifikatslehrgang, den ich in Kroatien im Wohnhaus meiner Mutter absolvierte, die zu dieser Zeit wieder dorthin zurückgekehrt war. Hier wurde es wieder schlimm. Ich versuchte mich krampfhaft, durch den Lehrgang zu beißen; mit Mühe und Not schloss ich den Kurs erfolgreich ab. Dabei assoziierte ich alles, was ich arbeitsbezogen las, mit etwas aus meinem Seelenleben, mit Teufel und Hölle. Ich bekam panische Angst vor der Hölle, und fing an, mich ständig zu schütteln, durch das Haus in Kroatien zu rennen und laut zu schreien. Meine Angehörigen waren schockiert und überfordert. Irgendwann war es nicht mehr auszuhalten, und ich kam für drei Wochen in eine Psychiatrie. Ich hatte gedankliche Aussetzer, in denen ich auf die Wand einschlug, wurde mehrmals fixiert, bekam Unmengen des Antipsychotikums Haldol. Einmal wurde ich fixiert an meinem Krankenbett in einen Nebenraum geschoben; wahnsinnig durstig rief ich permanent um Hilfe, worauf jedoch niemand reagierte. Es war einfach nur furchtbar.

Meine Mutter, meine Schwester und mein Schwager fuhren im Anschluss an diese drei Wochen mit mir im Auto zurück nach Deutschland, meine Mutter blieb eine Weile bei mir in Ludwigsburg. Ich war immer noch hochgradig psychotisch. Ich fürchtete mich vor der Zahl 666 und suchte zwanghaft in jedem Nummernschild danach. Weiterhin fixiert auf das Thema »Hölle« fürchtete ich mich schon bald vor der Zahl Sechs per se. Das Zahlenmotiv erweiterte sich: In meinen Gedanken assoziierte ich die Zahl Eins mit dem Katholizismus, die Zwei mit der evangelischen Religion und die Drei mit dem Islam. In Kombination mit Erinnerungen an die Kindersendung »Eins, Zwei oder Drei«, in der es zu Quizfragen drei Felder mit zwei falschen und einer korrekten Antwort gab, auf die die Kinder sich stellen mussten (»Ob ihr wirklich richtig steht, seht ihr, wenn das Licht angeht«), hatte ich die Vorstellung, dass ich mich für eine der Religionen entscheiden müsse, und wenn ich falsch läge, in die Hölle käme. So begann ich mich schließlich auch, vor den Zahlen Eins, Zwei und Drei zu fürchten. Beim Besuch eines Optikers war ich dazu angehalten, mir ein passendes Brillenmodell aus den Regalen zu suchen. Ich stand heftige Ängste aus, weil die Wahl für das erste, zweite oder dritte Regal auch entscheidend dafür wäre, ob ich mich für die richtige Tür zum Himmel entscheide oder nicht.

Als diese Episode abgeflacht war, reiste meine Mutter zurück nach Kroatien. Ich besuchte im Frühjahr 2023 die Luisenklinik in Bad Dürrheim, verbrachte ambulant vier Wochen in Stuttgart. Die Therapien taten mir aufgrund der starken Patientengemeinschaft mit vielen gemeinsamen Unternehmungen gut. Wieder zu Hause begann der Kreislauf von vorn: Mein sich verschlechternder Zustand brachte mich erneut ins Klinikum, diesmal mit dem Wunsch, meine aktuelle Medikation besser einzustellen, die immer noch auf der Zeit in der kroatischen Psychiatrie basierte. Tatsächlich war das von Erfolg gekrönt, sodass ich während meines anschließenden Aufenthalts in der Tagesklinik das Bedürfnis hatte, wieder arbeiten zu gehen. Immerhin hatte ich durch zahllose Bewerbungen gelernt, mich gut zu verkaufen.

Weitere achtzig Bewerbungsanschreiben später bekam ich tatsächlich eine Stelle als UX-Designer in einer Augsburger Softwarefirma, woraufhin ich die Tagesklinik nach nur dreiwöchigem Aufenthalt verlassen wollte. Meine Therapeutin war gar nicht begeistert von meinem Ehrgeiz und warnte mich vor einer erneuten Überforderung; aber ich ignorierte meine Grenzen.

Die Rechnung kam prompt: Anfang Juli 2023 reiste ich mit zittrigen Knien nach Augsburg, um dort zwei Tage eingearbeitet zu werden. Es war die Hölle. In einer fremden Stadt, in einer neuen Firma, mit sehr umfangreichen Arbeitszeiten, aufgrund derer ich mich nicht einfach zurückziehen konnte: Ich quälte mich trotz heftigster Ängste durch die Einarbeitungsphase. Ich arbeitete weitere drei Wochen mehr schlecht als recht von zu Hause aus und hatte kaum Erfolg. Ich zwang mich trotz der Ängste immer wieder an den Laptop. Ich machte Fehler und verstand die Arbeitsaufträge nicht. Nach den ersten paar Wochen kam die Kündigung. Ich war erschüttert, gleichzeitig aber auch froh, dass der Albtraum vorbei war. Ich ging zurück in die Tagesklinik. Ich hatte immer noch heftige Zwangsgedanken und litt zudem an Derealisierung sowie dem Verlust der Selbstverständlichkeit: Die Personen erschienen wie scharf ausgeschnitten und ich sah Gesichter von Menschen überintensiv und teilweise verzerrt. Meine Schlafprobleme kehrten zurück, sodass ich gemeinsam mit den Ärzten entschied, noch einmal einen stationären Aufenthalt im Klinikum anzutreten. Während der anschließenden Tage in der offenen Station bemerkte ich, wie sich mein Zustand wieder in dieselbe Richtung entwickelte, die ich auch in Kroatien erlebt hatte: Ich hatte große Angst davor, wieder schreien zu müssen. Die Ärzte rieten mir, in ein Kopfkissen zu brüllen, um die Energie loszuwerden. Das klappte leider nicht. Mein schlechter Zustand gipfelte darin, dass ich irgendwann auf dem Boden zusammenbrach, mich schüttelte und mir in die Hosen machte. Die Pfleger transportierten mein Krankenbett auf die Geschlossene, mehrere Etagen nach unten. Dieses Erlebnis verarbeitete ich so, dass ich mir sicher war, so müsse es sich auch anfühlen, wenn man stirbt und auf dem Weg in die Hölle ist. In weiteren zehn Tagen auf der geschlossenen Station ließ ich mich freiwillig fixieren, als ich merkte, dass ich die Kontrolle verliere. Ich war überzeugt davon, von Dämonen besessen zu sein, und dass dies so bliebe, bis ich sterbe. Pfleger und Ärzte waren immer in meiner Nähe, sie redeten mit mir und ließen mich nie allein.

In dieser Zeit begann ich, viel zu zeichnen und mich sportlich zu betätigen. Ich trainierte intensiv auf dem Ergometer, zusätzlich betrieb ich Morgengymnastik. Mein psychisches Überleben hing davon ab und ich balancierte gefühlt tagelang am Abgrund.

Später, erneut auf derselben offenen Station wie auch schon 2018, freundete ich mich mit Mitpatienten an und betrieb weiterhin sehr gerne Morgensport. Ich malte viel, absolvierte Bewegungstherapie, Yoga und Musiktherapie, bekam Besuch von der Gemeinde, zu der mich meine Nachbarin drei Jahre zuvor eingeladen hatte und zu der ich regelmäßig ging, ebenfalls von Freunden; auch sprach ich etwa einmal die Woche mit einem Klinikseelsorger und ging in den Klinikgottesdienst.

Es folgten Aufenthalte in der psychiatrischen Tagesklinik, dann wieder zu Hause (partiell unter der Betreuung meiner Mutter), und wieder in der Klinik. Dieser existenzielle Kreislauf blieb also bestehen.

Jedoch war die Zeit auch geprägt von Meilensteinen – positiven wie negativen. Die positiven bestanden darin, dass ich einen angemessenen Umgang mit Religiosität etablieren konnte. Nachdem ich eine evangelikale Predigt über den Teufel gesehen hatte, in der der Pfarrer proklamierte, Satan ziehe alle Register, um uns mit Gedanken und Bildern von Gott wegzulocken, wurden in mir zunächst erneut tiefste Ängste ausgelöst: Ich vermutete hinter jeder Ecke den Teufel und glaubte, Satan höchstpersönlich provoziert zu haben. Doch irgendwann fand ich für mich heraus, dass das in der Predigt vermittelte Glaubensbild per se zu extrem war und ich ein moderater Christ sein möchte, der andere Religionen achtet. Spiritualität sollte den Menschen die Möglichkeit geben, als Persönlichkeit zu wachsen und die allumfassende Liebe, Hilfe und Geborgenheit zu erfahren, wie Gott sie vermittelt. Persönlich entschied ich also: »Ich glaube an Gott und vergesse den Teufel.«

Auf der beruflichen Ebene strukturierte sich vieles: Neben kleineren Aufträgen als selbstständiger Web-Entwickler, bekam ich im Rahmen meiner beruflichen Reha im Herbst 2024 einen Platz im beruflichen Trainingszentrum in Bad Cannstatt. Ich schätzte die Struktur, den Büroalltag, die Aufgaben, die EDV-Kurse, meine Betreuer und die Teilnehmergemeinschaft. Mein Zustand blieb aber weiterhin nicht stabil, sodass ich mich nicht für die einjährige Folgemaßnahme »Anpassungsfortbildung« bereit fühlte. Dennoch konnte ich meine Berufspläne formulieren, die inzwischen immer konkretere Formen annahmen.

Nach einem Aufenthalt in einer Klinik für Krisenintervention, wo ich das Therapieangebot nutzte, vor allem den Frühsport und die Musiktherapie, kam ich auch zu Hause wieder zurecht und fühlte mich wohl in meinem Safe Space. Es gelang mir deutlich besser, mich zu erholen, und ich konnte das Wissen verfestigen, dass meine Gedanken und Gefühle immer dann verrücktspielten, wenn ich überlastet war. Sie waren aber nicht real, sodass ich mich nicht zu fürchten brauchte. Lesen, Gitarre spielen, Singen und Sport, auch die vielen Spaziergänge im Wald und auf dem Feld taten mir gut. Darüber hinaus half mir mein sich immer mehr verfestigender Glaube, aber auch das Festhalten meiner eigenen Therapieverläufe und die durchaus positiven Rückmeldungen dazu in meinem eigenen Blog gaben mir Halt.

Ein herber Rückschlag war der Tod meiner Mutter im Sommer 2024 nach kurzer Krankheit. Für die ganze Familie war es ein Schock, und mir fehlte der Fels in der Brandung. Doch ich gab nicht auf: Entspannungsübungen, Schreiben, Sprechen und therapeutische Bewältigungsstrategien führten weiterhin dazu, dass ich das alles als große Reise betrachten konnte: Ich bin noch nicht an ihrem Ende, aber auch nicht mehr ganz am Anfang. Ich bin, so glaube ich, irgendwo in der Mitte. Ich habe immer noch Probleme und schlechte Gedanken, aber ich habe auch Hoffnung und Zuversicht, dass ich ganz gesund werde und ein produktives, erfolgreiches Leben leben kann, trotz Schizophrenie. Ich habe schon sehr viel erreicht. Und das Wichtigste: Ich möchte so vielen Menschen wie möglich helfen. Das ist mein Auftrag. Wenn mir dies gelingt, dann war all mein Leiden nicht umsonst.

3 Die Trias im Blick haben

Dieses Kapitel soll nicht die ultimative Wahrheit herausstellen, denn die gibt es in Bezug auf physische und psychische Gesundheit nur bedingt. Abgesehen von Dingen, die wissenschaftlich erforscht sind und sich in der Anwendung bewährt haben, ist alles andere so individuell wie Sie, Ihr Krankheitsbild, Ihre Vorlieben und eben auch die Reaktion auf bestimmte Nahrungsmittel, Entspannungsübungen oder die (Nicht-)Ausprägung Ihres Glaubens. Darum lassen Sie mich (auch) an dieser Stelle sagen: Ich liste hier folgend Aspekte auf, die *mir persönlich* geholfen haben. Es sind Impulse, keine Handlungsempfehlungen oder gar -vorschriften. Haben Sie die Geduld, auszuprobieren: was Ihnen schmeckt, welche Musik Sie am meisten entspannt, welche sportlichen Aktivitäten Sie am meisten interessieren, welche inneren Zustände (ob religionsbezogen oder nicht) Sie dort abholen, wo Sie abgeholt werden wollen. Zudem: Es wird Tage geben, an denen die besten Vorsätze in Bezug auf Ernährung und Bewegung nichts helfen. Das Verlangen ist dann: Pizza und Couch. Lassen Sie das zu. Ihr Körper sagt Ihnen viel, und wenn er genau das gerade braucht, geben Sie es ihm, solange es nicht zu einer (ungesunden) Prokrastinationsstrategie wird.

3.1 Körper

Zu den Bereichen, die besonders wichtig für den Körper sind, gehören Ernährung, Sport, Spaziergänge und Entspannung. Eine ausgewogene Ernährung liefert Energie und wichtige Nährstoffe; Bewegung stärkt Herz, Muskeln und Stoffwechsel und hält den Körper flexibel. Entspannung reduziert Stress, fördert die geistige Stabilität und unterstützt die Regeneration. Gemeinsam tragen diese Faktoren zu Gesundheit, Wohlbefinden und innerer Balance bei. Im Folgenden möchte ich erläutern, welchen Einfluss sie auf Menschen mit Schizophrenie haben können.

3.1.1 Ernährung

Wissenschaftliche Studien legen nahe, dass Ernährung die psychische Gesundheit positiv beeinflussen kann (Hannoversche, 2024). Schon das Gehirn braucht ausreichend Nährstoffe, damit es zuverlässig funktioniert. Sie sollten sich wirklich gut ausprobieren in Bezug auf gesunde bzw. gesündere Nahrungsmittel, denn es bringt nichts, wenn man strikte Diäten einhält oder sich auf empfohlene Nahrungsmittel versteift, nur um dann nach einiger Zeit (wieder) in ungesunde Gewohnheiten zu verfallen. Die folgenden Lebensmittel, die vom ganzheitlichen Chiropraktiker Sten Ekberg (Ekberg, 2020) empfohlen werden, haben mich auch in Krisenzeiten mit ausreichend Energie versorgt: Blattgemüse, Beeren, mageres Bio-Fleisch, Fisch für die Omega-3-Versorgung, Eier (aus Freilandhaltung), Fette und Öle, Nüsse, Samen, Avocado, Wurzelgemüse: Kartoffel (in Maßen), Karotten, Sellerie, Kohlrabi.

3.1.2 Sport

Physische Aktivitäten sind sehr von Vorteil, auch prophylaktisch. Im Rahmen einer groß angelegten Untersuchung des BMBF-geförderten Forschungsverbunds ESPRIT konnten solche Zusammenhänge nun auch im Kontext von Schizophrenie belegt werden:

»Insgesamt 180 Betroffene nahmen an der Studie teil. Die eine Hälfte durchlief ein Ausdauertraining, bei dem sie dreimal wöchentlich 40 bis 50 Minuten auf einem Fahrradergometer entsprechend ihrer jeweiligen Leistungsfähigkeit trainierten. Die andere Hälfte machte ein Kraft- und Gleichgewichtstraining. Die Untersuchungen fanden parallel zu medikamentöser Behandlung statt. [...] ›Die Ergebnisse waren teilweise unerwartet, insgesamt aber sehr ermutigend‹, sagt Projektleiter Falkai. So war das Ausdauertraining dem Kraft- und Gleichgewichtstraining nicht überlegen, es gab aber in beiden Gruppen signifikante Verbesserungen der Schizophreniesymptome, beim Kurz- und Langzeitgedächtnis und der Fähigkeit, sich im Alltag zurecht zu finden – umso mehr, je öfter trainiert wurde. Selbst sechs Monate nach Ende des Trainings waren noch positive Effekte messbar, was die langfristige Wirkung des Trainings unterstreicht. Nachweisbare Auswirkungen gab es auch im Gehirn, denn die normalerweise schnell fortschreitende Volumenreduktion der Hippocampusareale konnte kompensiert werden« (Bundesministerium für Forschung, Technologie und Raumfahrt, 2023).

Sport sorgt generell für eine Freisetzung diverser Neurotransmitter – unter anderem von Serotonin, Dopamin und Noradrenalin, die Glücksgefühle auslösen, den motivatorischen Antrieb verbessern und eine positive Rückkopplung bewirken (Belohnungseffekt). Das trägt dazu bei, die Funktion der Synapsen zu normalisieren und die Vernetzung der Nervenzellen untereinander zu fördern; es steigert also die neuronale Plastizität, die Grundlage für den Weg in die mentale Gesundheit. »Bewegung regt außerdem den Metabolismus an und ermöglicht somit auch den Abbau von Stresshormonen« (Neurologen und Psychiater im Netz, 2022).

Meiner Erfahrung nach hat Sport auch bei mir dazu geführt, dass ich entspannter durch den Alltag komme, weshalb ich nur empfehlen kann: Holen Sie sich die körpereigenen Glückshormone und lernen Sie, sich daran zu berauschen. Einem Lauftreff beizutreten oder sich mit Freund:innen im Fitnessstudio zu treffen, kann helfen, die nötige Motivation aufzubringen. Ich bin nun seit einer Weile im Fitnessstudio angemeldet und gehe dreimal pro Woche dorthin. Früher hat mir Fitness keinen Spaß gemacht, insbesondere Gerätetraining fand ich langweilig. Mittlerweile habe ich ein »commitment«, eine Handlungsverpflichtung mit mir selbst: Ich gehe zum Sport, auch wenn ich keine Lust dazu habe. Mittlerweile denke ich: Fitness ist wie Zähneputzen. Es macht nicht immer Spaß, muss aber erledigt werden. Wir putzen uns jeden Abend die Zähne, weil wir sie gesund haben wollen, ganz automatisch und selbstverständlich. Analog dazu habe ich Sport einfach in meinen Alltag integriert, sodass ich mich an den Ablauf gewöhnt habe, so wie man sich auch an vieles andere gewöhnt. Wenn mir einmal komplett die Motivation fehlt, sage ich mir: »Auch wenn ich nur fünf Minuten trainiere, das Hingehen ist das Wichtigste!«

Durch eine gewisse Regelmäßigkeit konnte ich meine Leistung auf dem Spinning-Bike schrittweise steigern, erst auf 15 Minuten, dann eine halbe Stunde, dann 45 Minuten, dann eine Stunde. Mittlerweile schaffe ich es, dreimal die Woche das komplette Programm mit einer Stunde Fahrrad und Gerätetraining zu absolvieren. Ich bin nach dem Training immer sehr stolz auf mich. Mein Patenonkel, mit 88 Jahren so fit wie manche 40-Jährigen, antwortete auf die Frage, ob er täglich Lust auf sein Training hat: »wenig bis gar nicht«.

Was mir auch bei der Überwindung zu regelmäßigem Sport geholfen hat, war die Imagination, *wie* ich Sport mache – eine Taktik aus dem »Mentaltraining«. Ich stelle mir vor, wie ich zur Sporttasche greife, mich auf den Weg mache, durch die Tür des Fitnessstudios gehe, einchecke, mich umziehe und an den Geräten arbeite. Ich stelle mir das Display auf dem Spinning-Bike vor, wie die Minuten darauf verstreichen. Dabei denke ich: »Ja Niko, sehr gut, du machst das super!« Ich denke an einen durchtrainierten und gesunden Körper. Ich stelle mir vor, wie ich erschöpft und zufrieden nach dem Sport in der Sauna sitze, ich imaginiere das herrlich entspannte Gefühl auf dem Heimweg. Ich freue mich auf eine Belohnung, zum Beispiel ein alkoholfreies Bier oder einen Smoothie.

Neben dem Krafttraining praktiziere ich zudem weiterhin Kampfsport. Schon als Kind habe ich Taekwondo, später als Erwachsener Kickboxen, Aikido, Ving Tsun und Tai-Chi ausprobiert, was mir großen Spaß gemacht hat. Kampfsportarten wie Kickboxen, Judo oder Karate fördern nachweislich die Resilienz/die psychische

Widerstandskraft und den Selbstwert. Durch einen festen Rahmen und klare Regeln können Selbstdisziplin und Selbstwirksamkeit gestärkt werden (Altvater, 2020). Die Drills und die erforderliche Disziplin unter Anleitung haben mir geholfen, an meine körperlichen Grenzen zu gehen, und diese Überwindungen, die mit körperlicher Widerstandskraft einhergehen, sickern mit der Zeit in die Psyche. Recherchieren Sie doch mal, ob es einen Sportverein oder ein Kampfsportstudio in Ihrer Stadt gibt, und machen Sie einen Schnuppertag. Wenn Sie mehr Sport in Ihr Leben bringen, tun Sie es mit Freude!

3.1.3 Achtsame Spaziergänge

Ein Spaziergang ist eine sehr simple, niederschwellige Aktivität, die man in jeder Gemütslage unternehmen kann. »Viele Menschen bemerken, dass das Gehen eine besondere Beziehung zur Kreativität zu haben scheint. Der Philosoph Friedrich Nietzsche (1889) schrieb: ›Alle wirklich großen Gedanken sind beim Gehen empfangen worden‹«[3] (Oppezzo u. Schwartz, 2014, S. 1142). Und: »Bereits zwölfminütiges Gehen – nicht zu schnell, nicht zu langsam – hebt die Stimmung« (Gielas, 2018).

Das sogenannte »Waldbaden« ist mittlerweile eine anerkannte Therapieform, die der Seele nachweislich gut tut (diese Praxis kommt aus Japan und heißt dort »Shinrin Yoku«):

»So wirken Bäume nicht nur stimmungsaufhellend und beruhigend auf das menschliche Gemüt und können auf diese Weise Stress und Depressionen entgegenwirken. Regelmäßiges Waldbaden soll auch das Immunsystem stärken und vor Zivilisationskrankheiten schützen. Das liegt unter anderem an der positiven Wirkung der sogenannten Terpene,

3 »People have noted that walking seems to have a special relation to creativity. The philosopher Friedrich Nietzsche (1889) wrote, ›All truly great thoughts are conceived by walking‹(Aphorism 34).«

den Aromen des Waldes. Über ebendiese Boten- und Duftstoffe kommunizieren Pflanzen und Bäume miteinander« (NDR, 2025).

Spaziergang oder Waldbad bringen aber nicht so viel, wenn Sie sich dabei in Gedanken verlieren und in Grübelschleifen verfallen. Nutzen Sie Spaziergänge als Achtsamkeitsübung: Was können Sie sehen? Wie fühlen sich die Schritte auf dem Boden an, der Sie trägt? Beobachten Sie die Bäume, lauschen Sie den Vögeln, freuen Sie sich über die Sonne oder das leise Rieseln des Regens. Genießen Sie die frische Luft und staunen Sie darüber, wie perfekt die Natur geschaffen ist. Beobachten Sie die Wolken, die Felder und vor allem die Blumen; wenn Sie an einer Rose vorbeikommen, riechen Sie daran und nehmen ihren Duft wahr. Ist es nicht toll, in dieser schönen Welt leben zu dürfen? Wenn Sie andere Spaziergänger:innen freundlich grüßen oder deren Hunde beachten, die sie Gassi führen, ergeben sich manchmal auch kurze Gespräche, die gut von eigenen Gedankenschleifen ablenken können.

Sollten Sie doch einmal mental abdriften (und das wird mit Sicherheit passieren), holen Sie sich immer wieder freundlich in Ihren achtsamen Spaziergang zurück: Pfeifen Sie eine Melodie, die Sie mögen, oder wenn Sie wollen, singen Sie leise oder sogar laut, wenn gerade niemand da ist. Setzen Sie sich eine Weile auf eine Bank und lassen Sie die Seele baumeln, beobachten Sie die Menschen, die an Ihnen vorübergehen. Sie können sich auch mit Angehörigen oder Freunden auf den Weg machen und eine angeregte Unterhaltung an der frischen Luft führen. Egal, wie Ihr Spaziergang verläuft: Er wird helfen, wenn Ihnen mal wieder die Decke auf den Kopf fällt und Ihre Batterien aufladen.

3.1.4 Entspannung

Stellen Sie sich vor, dass Ihr Körper Sie durch Ihr ganzes Leben trägt, und darum gut gepflegt werden will. Wenn Sie sich nicht um ihn kümmern und alle Warnlämpchen dauerhaft ignorieren, dann geht er eben irgendwann kaputt. In diesem Kontext ist regelmäßige Entspannung für Menschen mit Schizophrenie genauso essenziell wie körperliche Aktivität. Wer kurz vor einem Burnout oder einer

Psychose steht, hat in der Regel unter anderem verlernt, sich zu entspannen.[4]

Nun brauchen aber auch Entspannungseinheiten, genau wie Sport, ein wenig Überwindung, wenn sie fest im Alltag verankert werden sollen. Es empfiehlt sich daher, sich die Umgebung so einzurichten, dass sie motivierend wirkt: Ein Raum oder eine Ecke des Zimmers kann mit Duftlampen, Kerzen, bequemen Decken und Kissen ausgestattet werden. Es sollte ein haltgebender Rückzugsort sein, möglichst ohne viel technische Geräte (Ausnahme ist natürlich das Endgerät, auf dem Naturklänge oder Entspannungsmusik abgespielt werden kann). Kleinere Entspannungseinheiten zu Beginn reichen aus, um in sich hineinzufühlen. Die Augen in einer bequemen Ruheposition schließen, ruhig atmen, die Gedanken vorüberziehen lassen und sie nicht bewerten[5]. Auch hier gilt: Es braucht Übung. Es passiert leicht, dass man gerade in Phasen der Ruhe in Gedanken abdriftet. Holen Sie sich dann über Ihren Atem oder die Musik wieder zurück. Eine genaue Anleitung zu Meditationen bzw. Entspannungsübungen soll hier nicht gegeben werden, denn Entspannung ist wie alles andere auch sehr individuell. Entscheidend ist dabei die Prophylaxe. Wenden Sie die Strategien rechtzeitig an und nicht erst, wenn Sie überlastet sind. Wenn ich gestresst bin oder eine Pause von der Arbeit machen möchte, lasse ich mittlerweile gern laut Technomusik laufen und tanze fünf Minuten lang hemmungslos in meiner Wohnung. Das baut hervorragend Stress ab und verbrennt überschüssige Energie. Probieren Sie es

4 Achtung: Entspannungsübungen/Meditationen sind für manche Menschen mit Schizophrenie nicht geeignet und können die Symptome unter Umständen verschlimmern. Insbesondere beim Thema »Trauma« ist Vorsicht geboten (Techniker Krankenkasse, 2025). Achten Sie darauf, dass, wenn Sie beim Meditieren abdriften und Wahngedanken und Erinnerungen schlimmer werden, Sie die Meditationspraxis unterbrechen und Rücksprache mit Ihrem Arzt oder Therapeuten halten.

5 Wenn Sie sich noch tiefer entspannen wollen und schon etwas geübter sind, können Sie auch einen geführten »Body Scan« (Frobeen, 2025) oder eine progressive Muskelrelaxation (PMR; entwickelt 1929 von Edmund Jacobson; Pschyrembel online, o. J.) durchführen.

aus, es funktioniert! Holen Sie sich für Sie hilfreiche geführte Entspannungs-/Meditiationsübungen über Spotify, Audible, YouTube-Videos oder entsprechendes Buchmaterial, das Sie im Literaturverzeichnis dieses Buches finden.

3.2 Geist

Der Geist spielt bei Schizophrenie eine große Rolle, denn hier entstehen Sorgen, paranoide Gedanken und manchmal auch eine andere Wahrnehmung der Realität. Betroffene müssen oft zwischen dem unterscheiden, was wirklich passiert, und dem, was ihre Gedanken ihnen vorspielen. Der Geist ist sozusagen die Bühne, auf der diese inneren Erfahrungen stattfinden. Im Folgenden werden die wichtigsten Aspekte des Geistes bei Schizophrenie genauer erklärt.

3.2.1 Dem Äffchen beim Turnen zusehen

Schon im Vorfeld haben Sie davon gelesen und auch in den folgenden Teilkapiteln wird es Ihnen immer wieder begegnen: *Erkennen* und *Zulassen* sind zwei relevante Schlagwörter für die Gesundung des Geistes. Der Grund, aus dem ich dies hier noch einmal herausstellen möchte, ist der eines hübschen symbolischen Bildes für sich frei bewegende Gedanken. Dieses kann eine gut visualisierbare Eselbrücke als Marker und somit als »Erkenntnisimpuls« sein für: »Achtung, wilde Gedanken!« Die Rede ist vom sogenannten »monkey mind«, »Affengeist«, was sich auch gut mit »Gedankenkarussell« übersetzen lässt (BARMER, 2021). Der Begriff stammt aus dem Buddhismus und meint nichts anderes, als dass der Geist wie ein wilder Affe ist, der im Urwald herumturnt. Stellen Sie sich vor, Sie beschriften den Lieblingsbaum dieses Affen (stellvertretend für einen schädlichen Gedanken) mit »Gefährlich! Auf keinen Fall betreten!«. Nur kann das Äffchen leider nicht lesen und ist im Gegenteil neugierig, was es mit diesem Baum und dem Verbot auf sich hat und klettert dort, wo es nicht soll, am allerliebsten (Bernhardt, 2017). Dass das Äffchen macht, was es will, heißt aber im Umkehrschluss nicht, dass es nicht zähmbar ist. Wir können es zum Beispiel durch die schon erwähnten Entspannungsübungen an die Leine legen. »Besonders das Default Mode Netzwerk ist aktiv, wenn sich jemandes Geist im Ruhezustand befindet und nicht auf die Außenwelt fokussiert ist« (Kirch, o. J.): ruhig werden, wahrnehmen, erkennen, steuern. Wichtig ist, dass wir uns nicht von dem Äffchen leiten lassen, im Sinne des Begriffs »Defusion« aus der Akzeptanz- und Commitment-Therapie (ACT; engl. Acceptance Commitment Therapy)[6], also nicht mit unseren Gedanken »fusionieren«, »verschmelzen« (Wengenroth, 2016, S. 107 ff.). Auch an dieser Stelle sei allerdings gleichzeitig zur Vorsicht aufgerufen: Man kann manchmal nichts gegen Gedanken tun, die damit zu tun haben, sich selbst oder anderen Schaden zuzufügen. Sollten diese auftreten, genügt ein »Zulassen und Akzeptieren« *nicht* aus. Sie sollten in diesen Fällen unbedingt Rücksprache mit therapierendem Fachpersonal halten.

3.2.2 Konsensrealität: Was ist real?

Als schizophrene Menschen neigen wir dazu, uns in Gedankengebäuden und Systemen zu verlieren und abzudriften. Wir verlieren manchmal die Bodenhaftung und den Bezug zu dem, was man »Konsensrealität« nennt. Das Wort »Konsens« bedeutet »Übereinstimmung der Meinungen« (Duden, o. J.). Philosoph:innen haben sich über Jahrtausende den Kopf darüber zerbrochen, was die Natur der Realität sei; eine eindeutige, endgültige Antwort und Gewissheit wird es (vermutlich) niemals geben.

In dem Lied »Schön ist der Morgen« singt Nana Mouskouri an einer Stelle: »Kommen und gehen können die Stunden, alles verstehen kann der Mensch nie.« Wir alle konstruieren uns unsere eigene Realität, in jedem Moment aufs Neue, unser Gehirn stützt sich auf die Informationen zur subjektiven Realität, die es durch unsere Sinneseindrücke bekommt, und diese Informationen werden von unseren »grauen Zellen« weiterverarbeitet. Das Gehirn sammelt und verarbeitet also sensorische Daten aus der Umwelt, kombiniert sie mit (gespeicherten) Erinnerungen, Emotionen und Kontext (Wildermuth, 2014), um ein zusammenhängendes Bild der Wirklichkeit zu schaffen. Unterschiedliche Gehirne erzeugen unterschiedliche Wahrnehmungen derselben Umwelt. Konsensrealität

6 Näheres dazu lesen Sie in Kapitel 5 in diesem Buch.

meint also, wie die große Mehrheit die Welt sieht, um zu bestimmen, was als »normal« gilt.

Diese Verarbeitung der Wahrnehmungen kann in einer Psychose nun eine ungewollte Dynamik entwickeln, sodass wir mental abdriften und so stark in einer »persönlichen Realität« gefangen sind, dass wir selbst nicht mehr herausfinden, und in der eine ungesunde, für uns schädliche Diskrepanz zur Konsensrealität (»Wirklichkeitskonstruktionen, die wir mit anderen teilen«; Coaching und Training Akademie, o. J.) herrscht. Wir sehen, fühlen, hören, denken Dinge, die die Allgemeinheit nicht denkt oder empfindet. Symptome einer paranoiden Psychose, wie Wahn, Derealisation, Halluzinationen und das Hören von Stimmen, können entstehen. Das hat weitreichende Folgen und kann, wie gesagt, je nach dem, was man sich »zusammenspinnt«, eine ernste Gefahr für die mentale Gesundheit, das eigene Wohl und das anderer sein.

3.2.3 Paranoia

Paranoide Wahnvorstellungen können sehr beängstigend sein und oft real wirken. Sie gehören zu den vielfältigen Wahngebäuden, die eine Schizophrenie mit sich bringen kann. Es gibt ein paar »Klassiker« unter den paranoiden Wahnvorstellungen:
- »Ich bin die Reinkarnation einer historischen Persönlichkeit.«
- »Ich bin der Messias.«
- »Der Geheimdienst verfolgt mich.«
- »Ich lebe in der Matrix.«
- »Die Kollegen reden über mich.«
- »Mein Nachbar will mich vergiften.«
- »Jemand will mich umbringen.«
- »Ich werde von einer höheren Macht bestraft.«
- »Eine dunkle Macht will mich vernichten.«
- »Getarnte Außerirdische leben unter uns.«
- »Mein Handy wird abgehört.«
- »Die Regierung hat einen Chip in meinen Körper implantiert.«
- »Kameras in meiner Wohnung überwachen mich heimlich.«
- »Ich bin Teil eines apokalyptischen Plans.«

- »Engel oder Dämonen kommunizieren direkt mit mir.«
- »Das Universum hat mich für eine besondere Mission ausgewählt.«
- »Dieses Lied im Radio hat etwas mit meinem Leben zu tun.«

Kommt Ihnen das bekannt vor? Herzlichen Glückwunsch und willkommen im Club der Psychotiker! Natürlich sind diese Gedanken irrational, im besten Falle wird uns das irgendwann bewusst, aber sie haben eine starke mentale Sogwirkung. Dann kommt es auf die erwähnte Bewusstwerdung an, wie im folgenden Abschnitt herausgestellt werden soll.

3.2.4 Wahn erkennen und Realitätsanpassung erlernen

Als schizophrene Menschen brauchen wir eigentlich einen eingebauten »Warnblinker«, der aufleuchtet, sobald wir paranoide Gedanken erkennen: »Ah, hallo Wahngedanke!« (natürlich dürfen wir über uns und unsere Gefühlswelt nachdenken, aber es sollte dabei eben keine »Übertreibungen« geben). Dass das Erkennen der erste entscheidende Schritt ist, wurde bereits aufgeführt; dann kommt die Konsensrealität ins Spiel. Entscheidend ist es, und auch dies wurde hinreichend erwähnt, dass wir uns immer wieder freundlich und gebetsmühlenartig ins Hier und Jetzt zurückholen: Was ist *jetzt,* was ist *jetzt* wichtig, was tue ich *jetzt* gerade, was kann ich sehen, was kann ich anfassen, wie sehen die anderen Menschen im Bus oder im Büro aus? Wie würden sich *jetzt* Realität und Gesundheit anfühlen? Dem übergeordnet stehen Gedanken wie *»Was ist real?«, »Was ist die Übereinkunft der Menschen über die Realität und wie komme ich dort hin?«* Um sich aus der schädlichen Subjektivität der Realitätswahrnehmung herauszuhelfen, sollte man sich mit Freunden oder Familienmitgliedern darüber unterhalten, wie diese die Realität betrachten, um ein Gefühl für Konsensrealität zu bekommen.

Das Hinterlistige an Wahngedanken ist zusätzlich, dass sie ein Gefühl von (vermeintlicher) Sicherheit und Kontrolle in einer Welt mit großen Unsicherheiten und Komplexität vermitteln. Gibt mir nun zum Beispiel der Gedanke »Das ist alles nur ein Test« das Gefühl, alles durchschaut und deswegen die Kontrolle zu haben, dann lohnt es sich allerdings, sanft zu hinterfragen: »Welche Beweise habe ich dafür?« oder »Könnte es auch eine andere Erklärung geben?« Oder fühlen Sie in sich hinein: Macht ein Gedanke Ihnen Angst? Dann ist er nicht hilfreich und sollte ignoriert werden (wie erwähnt, bei konkreten Plänen Rücksprache mit dem Facharzt halten). Vielleicht hilft Ihnen dann einer dieser Powersätze, die mich schon häufig »zurückgeholt« haben und für mich ein gutes Realitätsanpassungstraining waren:

- »Hallo Wahnidee, interessant, dass du da bist, aber dich brauche ich gerade nicht.«
- »Stopp, Psychose!«
- »Danke, kenn ich schon.«
- »Das kann man auch anders sehen.«/»Kann man das auch anders sehen?«
- »Was würde mein Therapeut/meine Therapeutin dazu sagen?«
- »Komm zurück in die Realität!«
- »Ich bin nicht in Gefahr.«
- »Alles stinknormal.«
- »Die Welt ist wie sie ist, das ist einfach so.«

Ganz plakativ noch einmal zusammengefasst: Es geht um die Vergegenständlichung der Welt, wie sie ist: »Hallo Baum, hallo Eichhörnchen, hallo Miezekatze, hallo Spaziergänger mit Hund.«

Ich möchte Sie ermutigen: Es *gibt* Möglichkeiten, Wahngebilde zu erkennen und partiell zu durchbrechen.[7] Unser Gehirn ist plastisch und kann sich bis an unser Lebensende neuronal neu vernetzen. Wir können es »erziehen« und unsere »Software« neu programmieren, sodass wir besser in dieser aufregenden, spannenden Welt zurecht-

7 Praktiken zum »thought stopping« wie die Gummiband-Methode (siehe dazu Widmann-Rebay von Ehrenwiesen, 2024) haben sich unter anderem durch die sogenannten KKNEKKI-Haarbänder in allen möglichen Farbvariationen sogar salonfähig gemacht. Jedoch wird die Wirkungsweise dieser Methoden mittlerweile stark diskutiert (siehe z. B. Surles, 2024), darum sprechen Sie bitte unbedingt mit Ihrem zuständigen Therapeuten darüber, bevor Sie sie selbst ausprobieren.

kommen. Auf dem Weg dorthin werden Sie bestenfalls von therapeutischem Fachpersonal begleitet.

3.2.5 Hallo, Sorge!

Kennen Sie dieses nagende, bohrende Gefühl, in der Zukunft könnte etwas Schlimmes passieren oder ein Problem könnte auftauchen, für das es keine Lösung zu geben scheint? Raubt Ihnen dieser Gedanke die Nerven oder Ihren Schlaf? Hallo, Sorgen!

Es gibt viele Arten von Sorgen: Sorge um die eigene Gesundheit oder die der Angehörigen, Sorge um die Zukunft der Kinder, Sorge um das eigene Seelenheil, Sorge, den Arbeitsplatz zu verlieren, damit verbunden Geldsorgen, die Sorge, sozial abzusteigen, die Wohnung zu verlieren und auf der Straße zu landen und (ganz aktuell) die Sorge um die weltpolitische Lage/drohende Kriegsgefahr, das Klima, soziale Spannungen[8]. Die Sorgen, die mich lange quälten, leiteten sich aus meiner instabilen beruflichen Lage ab: Ich hatte lange Zeit massive Geldprobleme, es war schwer, von den Ämtern Grundsicherung oder Wohngeld zu erhalten. So blieb mir übergangsweise nur meine Erwerbsminderungsrente, sodass ich tatsächlich in einem Monat meine Miete nicht zahlen konnte. Was wäre nun, wenn ich die Wohnung verliere? Dann fiel mir ein interessanter TED Talk von Timothy Ferris, Autor der Bücher »Die 4-Stunden-Woche« und »Der 4-Stunden-Körper«, wieder ein. Dort war die Rede vom »fear setting«, also sich das Schlimmste auszumalen, was passieren könnte, und dafür eine Lösung zu formulieren (Ferris, 2017). In meinem Fall gestaltete sich das so: Sollte ich aus meiner Wohnung fliegen – was wäre daran schlimm? Meine Sachen könnte ich bei einem Freund unterbringen (dabei eine gute Gelegenheit, mal wieder ordentlich auszumisten), geringere Mietausgaben hätte ich in einer WG (hier wäre ich auch nicht so allein und hätte nette Menschen um mich

8 Letztere Themen finden immer mehr Eingang in das therapeutische Handeln, denn diese Formen von Ängsten sind durchaus berechtigt und betreffen nicht nur psychisch instabile Personen.

herum), und selbst im Worst Case: Ein Obdachlosenheim wäre trotzdem ein Dach über dem Kopf.[9]

Ein anderes Mittel gegen Sorgen, das sich bei mir gut bewährt hat, ist der *Sorgenrucksack*. Dieses Bild prägt sich gut ein, wie ich finde: Wenn Sorgen wie ein dicker, schwerer Rucksack sind, den wir mit uns durch unser Leben schleppen, wäre es dann nicht schön, diesen einfach abzustreifen und uns von der Last zu befreien? Und was hindert uns daran? Wir denken, vielleicht könnten wir noch etwas daraus gebrauchen, und darum setzen wir ihn nicht ab. Lassen Sie uns doch einmal hineinschauen in den Rucksack. Was sehen wir? Nur Sorgen. Können wir auch nur eine davon wirklich brauchen? Nein. Verstehen Sie mich nicht falsch, es ist gut, sich über gewisse Dinge Sorgen zu machen, denn schließlich wollen wir Gefahr von uns fernhalten und Probleme, die kommen könnten, lösen. Aber hier gilt es, eine gesunde Umformulierung zu finden. Vielleicht fangen wir einfach an, uns weniger Sorgen zu machen um »Was-wäre-wenn«-Szenarien, die innerhalb unseres Krankheitsbildes stets übergroß werden. Vielleicht machen wir uns vielmehr wertvolle Gedanken um Dinge wie Geld sparen, körperliche und geistige Fitness, die kommenden drei Tage, unsere zwischenmenschlichen Beziehungen – alles nützliche Aspekte, die wir zudem portionieren können. Der Gedanke »Wie soll ich innerhalb weniger Monate 3.000 Euro zurücklegen, um im Notfall über die Runden zu kommen?« lässt sich in kleinere, greifbare Schritte übersetzen: »Ich lege jetzt regelmäßig 10 Euro zur Seite, irgendwann sind das dann auch 1.000 Euro!« Oder die Sorge: »Ich muss mich jetzt mit all meinen Bekannten und Verwandten zusammensetzen und Verletzungen bearbeiten, die wir uns zugefügt haben, meine psychische Verfassung erklären und hoffen, dass sie mich verstehen« weicht dieser Idee: »Ich möchte mit einem Gespräch zwischen mir und der mir aktuell am wichtigsten Person beginnen.«

9 Die hier aufgeführten Impulse zur Bearbeitung von Sorgen lassen sich nicht in jedem Zustand umsetzen; sie sind geeignet für stabilere Phasen. Sollten Sie sich in einem Zustand befinden, in dem Ihre Ängste und Sorgen wirklich überbordend werden, wenden Sie sich an Ihre Therapeutin oder Ihren Therapeuten.

Oder vielleicht machen Sie sich einmal fünf Minuten schriftlich völlig hemmungslos Sorgen! Alles darf Sorgen bereiten, hinterher gehen Sie die Sorgen durch und streichen die, die Ihnen wirklich völlig absurd erscheinen, deren Konsequenzen Sie gar nicht so schlimm fänden, wie Sie dachten, oder deren Lösungsformulierung Sie ruhig auf später verschieben können. Zu sehen, dass man etwas verkleinern oder verringern kann, wenn man es in Ruhe betrachtet (in diesem Fall die Sorgenliste), kann schon hilfreich sein.

In diesem Kontext finde ich auch das *Sorgenlabyrinth* wertvoll, das ebenfalls mit Perspektivenwechseln spielt, nur in direkterer Form: Sich mit Sorgen herumzuplagen, ist manchmal in etwa so, wie in einem Labyrinth herumzutappen und den Ausgang (die Lösung des Problems) nicht zu finden. So lange wir in unserem Sorgenlabyrinth, unserem Denktunnel, feststecken, kommen wir zu keinem befriedigenden Ergebnis und wälzen nur Altbekanntes. Was passiert aber, wenn wir eine Vogelperspektive einnehmen? Wenn wir uns das Labyrinth von oben angucken? Eine Lösungsformulierung kommt dann nicht automatisch. Aber schon der Gedanke, sich mental-visuell aus etwas Festgefahrenem herausbewegen zu können, kann unheimlichen Antrieb geben.

Eine weitere Herangehensweise an Sorgen ist die der *Ressourcenaktivierung*. Erinnern Sie sich an ein Problem aus der Vergangenheit, das Sie gelöst/überstanden haben. *Wie* haben Sie es gelöst? *Wie* haben Sie es überstanden? Die Rückbesinnung auf diese ureigenen Kräfte kann uns einen ganz schönen Schub nach vorn geben und uns daran erinnern, dass wir lösungsorientierte, fähige und autonom handelnde Menschen sein können. Und am Ende dessen steht: Wir *haben* ein Problem gelöst. Wir *haben* etwas überstanden.

Was nie vernachlässigt werden sollte, sind Gespräche mit Menschen, die einem nahe stehen, die persönlich/therapeutisch begleiten, die einem mit Wertschätzung und Akzeptanz begegnen. Vertrauen Sie ihnen Ihre Sorgen an. Wie sehen diese Menschen das? Sie brauchen aber nicht unbedingt immer direkte Rückmeldung zu Ihrem Sorgengerüst. Manchmal genügt es, wenn jemand einfach nur zuhört.

Da ich religiös bin, wende ich mich in schwierigen sorgenvollen Situationen dem Gelassenheitsgebet des Theologen Reinhold Niebuhr (z. B. Frerichs, 2021) zu: »Gott, gib mir die Gelassenheit, Dinge hinzunehmen, die ich nicht ändern kann, den Mut, Dinge zu ändern, die ich ändern kann, und die Weisheit, das eine vom anderen zu unterscheiden.«

Am Ende zählt, wie viel Qualitätszeit Sie mit Freunden und Familie verbracht haben und welchen positiven Effekt Sie auf die Welt hatten; es zählt nicht, welche Sorgen Sie sich gemacht haben. Das Leben ist viel zu kurz und viel zu schön, um es mit Sorgen zu verschwenden. Und manchmal frage ich mich auch, was einmal auf meinem Grabstein stehen soll:

»Hier liegt Erika Mustermann. Sie hatte sehr viele Sorgen.«

oder lieber:

»Hier liegt Niko Andrija Rukavina. Wow! Das war ein verdammt geiles Leben!«

3.3 Seele

Was wir unter Seele verstehen, ist so individuell wie der Mensch selbst. Genauso individuell ist, ob wir an Seele »glauben« oder nicht. Ich habe mich hier mit Dingen auseinandergesetzt, die der »Seele« näherkommen als dem Geist, da sie stärker an einem emotionalen Erleben dran sind, das man nur schwer kommunizieren kann. Dazu gehört auch die Religiosität, der ich an dieser Stelle viel Raum gegeben habe, denn für mich, wie bereits erwähnt, ist sie unverzichtbar.

3.3.1 Psychosen und Heldenreisen

Ich habe mich schon häufig gefragt: Haben Psychosen einen Sinn? Eigentlich einfach damit zu beantworten, dass meine Psychose mich im Grunde stärker gemacht hat. Das ist natürlich eine steile These, die ich trotzdem weiter ausführen möchte, und zwar unter Zuhilfenahme des Heldenreise-Motivs, dem amerikanischen Mythenforscher Joseph Campbell zufolge ein »Grundmuster der Mythologien« (Wikipedia, 2025; Campbell, 2011). In der Heldenreise folgt der Hauptcharakter einer Bestimmung/einem Auftrag, durchläuft dabei mehrere Hindernisse und besteht schwere Prüfungen, bis am Ende die Selbstwerdung/Selbsterkenntnis/charakterliche Wiedergeburt (Katharsis) des Protagonisten steht, der sich mit all seinen Erfahrungswerten, die er im Abenteuer gemacht hat, auch in der alltäglichen Welt beweisen muss. Dieses Konzept besteht über alle Kulturen hinweg, in der Art wie Geschichten erzählt werden.

Bleiben wir beim Stichwort »Selbstwerdung«: Der Psychiater und (Mit-)Begründer der analytischen Psychologie Carl Gustav Jung sagte:

> »Individuation bedeutet: Zum Einzelwesen werden, und, sofern wir unter Individualität unsere innerste, letzte und unvergleichbare Einzigartigkeit verstehen, zu eigenem Selbst werden. Man könnte ›Individuation‹ darum auch als ›Verselbstung‹ oder als ›Selbstverwirklichung‹ übersetzen« (zit. nach Herber, 2011).

Unsere Heldengeschichten wollen diesen Prozess der Individuation in unserem kollektiven Bewusstsein wach halten und uns Anleitung geben. Betrachte ich meine Krankheit als meine persönliche Heldenreise, meinen abenteuerlichen Weg voller Hürden und Mühen, so folgt mein Jetzt-Zustand eben diesem Muster: Ich bin durch die Schizophrenie zu einem authentischen bewussten Selbst gekommen, mit voller Aufmerksamkeit auf mein Inneres, mit tiefstem Dank für die guten Phasen, mit charakterlicher Reife. Dieses Buch wäre unter anderen Umständen nie entstanden, auch nicht das tiefe Bewusstsein für die Dinge, die ich ändern möchte. Ich bin noch nicht ganz am Ziel meiner persönlichen Heldenreise. Aber ich bin und bleibe auf dem Weg, bereit, meinen Schatten und ungelösten Konflikten zu begegnen, damit ich als Mensch wachsen kann.

Könnten auch Sie einmal versuchen, Ihre Psychose als Weg zur Individuation Ihres Selbst zu betrachten? Versuchen, zum Held Ihrer eigenen Geschichte zu werden? »Werde, der du bist!«, so sagte es schon Pindar (Kast, 2019).

3.3.2 Religion und mentale Gesundheit

Für viele Menschen ist es wichtig, an »etwas« zu glauben, was Trost und Sicherheit gibt, sei es Buddhismus, Zen, Wicca-Traditionen, Schamanismus etc. Auch ich habe ein intrinsisches Bedürfnis nach einer höheren, gut gesinnten Macht, die mich führt, lenkt und behütet. Eine einhundertprozentige Antwort auf alle Fragen, die damit einhergehen (Was ist der Lebenssinn? Warum sind wir hier? Wie lebe ich ein gutes und gerechtes Leben? etc.), kann niemand geben. Ich auch nicht: Ich kann nicht beweisen, dass es Gott gibt, kann aber auch nicht beweisen, dass es Gott *nicht* gibt! Es ist keine Frage des Wissens, sondern des Fühlens und Glaubens. Nun behauten manche, dass das Bedürfnis, Unkontrollierbares an eine höhere Macht abzugeben, eine Form des Versagens sei. Ich sehe diese Verlagerung der Verantwortung aber als eine Entlastung für die Seele. Ich begebe mich ja schließlich auch in Therapie, wenn ich Zustände und Gedanken allein nicht mehr tragen kann. Und das Annehmen von Hilfe, egal, ob von einem menschlichen Gegenüber oder von

Gott, ist durchaus charakterliche Stärke. Mich tröstet es, dass Gott uns so annimmt, wie wir sind: unvollkommen. Gottesdienste sind wie Balsam für meine Seele. Insbesondere das Singen der Lobpreis-Lieder macht mir große Freude. In meiner Gemeinde bin ich als Sänger im Rahmenprogramm der Gottesdienste aktiv, was mir großen Spaß macht. Über die Musik finde ich den besten Zugang zu Gott. Ich habe viele Freunde in der Liebenzeller Gemeinde in Ludwigsburg Oßweil gefunden. Sie beten für mich, wenn es mir schlecht geht, und besuchen mich im Krankenhaus, wenn ich dort bin. Das gibt mir Halt. Was für ein großartiges Geschenk!

Leider haben schizophrene Menschen ja häufig die Tendenz zum Wahn, und dann kann es passieren, dass man sich in sein religiöses »System« hineinsteigert. Wenn man sich, wie ich früher, von Dämonen oder dem Satan verfolgt fühlt, übermäßige Höllenangst entwickelt oder eine hohe Anfälligkeit für die Mitgliedschaft in sektenartigen Gemeinschaften aufweist, ist besondere Vorsicht geboten – suchen Sie dann Rat und Hilfe. Es braucht eine Balance zwischen Glauben und Vernunft. Glaube und Gottesliebe sollten sich gut anfühlen, so wie im Lied »Deine Hand ist über mir« von Andreas Volz (2018, S. 122) beschrieben, veröffentlicht im Liederbuch »Feiert Jesus! 2«:

Deine Hand ist über mir
Und ich stehe unter deinem Schutz
Deine Hand ist über mir

Deine Hand ist unter mir
Und ich berge mich darin
Deine Hand ist unter mir

Und ich falle niemals tiefer als in deine Hand
Falle niemals tiefer als in deine Hand
Und ich falle niemals tiefer als in deine Hand
Falle niemals tiefer als in deine Hand

Deine Hand ist hinter mir
Und du gibst mir deine Kraft
Deine Hand ist hinter mir

Deine Hand ist vor mir
Und du ebnest mir den Weg
Deine Hand ist vor mir

Und ich falle niemals tiefer als in deine Hand
Falle niemals tiefer als in deine Hand
Und ich falle niemals tiefer als in deine Hand
Falle niemals tiefer als in deine Hand

4 Struktur im Alltag

Struktur reduziert Stress, sorgt für Orientierung, gibt Halt und fördert das allgemeine Wohlbefinden (Novego, 2025). Entscheidungsforscher Tilmann Betsch von der Universität Erfurt gibt zudem an: »Wir brauchen sehr viel Struktur in unserem Alltag [...]. Denn hätten wir keine Struktur, müssten wir jeden Tag aufs Neue entscheiden« (Deutschlandfunk Nova, 2022). Struktur hilft uns auch, unsere werteorientierten Handlungen auszuführen, wie immer diese aussehen. Dazu ein kleiner Exkurs im Umkehrschluss, denn ich glaube, wenn Sie Ihre Werte identifiziert haben, gelingt Ihnen möglicherweise das Strukturieren Ihres Alltags besser, damit zusammenhängend auch die Entscheidungsfähigkeit, *wie* Sie im Alltag handeln:

Sohn: »Papa, spielst du mit mir?«
Vater: »Nein, ich muss arbeiten.«
Sohn: »Warum?«
Vater: »Weil ich Geld verdienen muss.«
Sohn: »Warum?«
Vater: »Na, damit wir etwas zu essen haben!«
Sohn: »Warum?«
Vater: »Weil ich will, dass es uns gut geht!«
Sohn: »Warum?«
Vater: »Ach frag doch nicht so blöd, das ist einfach so.«

In diesem Dialog geht es um den Wert »Familie«. Er liegt den Lebensentscheidungen des Vaters zugrunde und steuert sein Handeln.

Um nun die einleitenden Gedanken noch einmal zusammenzufassen: Aus den persönlichen Werten lassen sich Ziele ableiten (z. B. dreimal die Woche Schwimmen gehen oder täglich dreißig Minuten singen), und das wiederum bringt Struktur. Meine Werte sind, mental und physisch stark zu sein, gute Beziehungen zu Freunden,

Gemeinde und Familie zu pflegen, Kreativität und Achtsamkeit. Versuchen Sie es einmal: Suchen Sie sich aus den folgenden Angeboten Ihre vier Kernwerte heraus (Sie können natürlich auch eigene hinzufügen) und schreiben Sie sie in Ihr Tagebuch oder auf ein Post-it, das Sie an die Wand hängen. Finden Sie Ihre persönlichen »Antreiber«.
- Ehrlichkeit
- Respekt
- Empathie
- Verantwortung
- Freundlichkeit
- Dankbarkeit
- Geduld
- Entschlossenheit
- Toleranz
- Mitgefühl
- Authentizität
- Großzügigkeit
- Demut
- Selbstlosigkeit
- Integrität
- Gelassenheit
- Durchsetzungsvermögen
- Hilfsbereitschaft
- Gerechtigkeit
- Flexibilität
- Zielstrebigkeit
- Optimismus
- Achtsamkeit
- Selbstreflexion

Für eine Alltagsstruktur braucht es generell natürlich auch ein wenig Disziplin, die uns manchmal ganz schön im Weg sein kann, vor allem unserem Bedürfnis zum Nichtstun – das aber auch erholsam und notwendig sein kann. Daher gilt es, seinen Alltag nicht »durchzudisziplinieren«, sondern sich auch einmal Phasen der Ruhe zu gönnen, sich zu erlauben, nichts zu tun, sich nicht schlecht beim »couchpotatoing« zu fühlen. Seien Sie nicht zu streng zu sich, wenn Sie sich als »nicht genügend diszipliniert« empfinden. Zu viel Ausrichtung an eigenen Regelwerken kann schnell zu Selbstgeißelung und Versagensgefühlen führen. Seien Sie nett zu sich selbst, sagen Sie sich: »Ich habe es nicht geschafft, heute die Wohnung aufzuräumen, dafür habe ich etwas anderes erreicht.« Gerade in den fragilsten Phasen können Selbstakzeptanz und Nachsicht stützen.

Üben Sie Disziplin in kleinen Dosen. Beginnen Sie mit Babyschritten und setzen Sie sich möglichst kleine, realistische Ziele. Das Mantra »Fünfmal die Woche Sport machen, damit Struktur reinkommt« bringt nichts, wenn Sie noch nicht einmal im Fitnessstudio waren. Richten Sie Ihre Ziele darum auch immer nach Ihren Erfahrungswerten aus: Wenn Sie merken, es tut Ihnen wirklich gut, einmal pro Woche auf dem Stepper zu stehen, dann erhöhen Sie auf zweimal pro Woche oder auf zehn Minuten länger auf dem Stepper. Letztlich wird es immer leichter. Regt sich innerer Widerstand, dann verdammen Sie ihn und sich selbst nicht, sondern begrüßen Sie diesen Widerstand wie einen nervigen Freund: »Hallo, innerer Schweinehund, wie nett. Setz dich. An dir habe ich schon oft geübt, und am heutigen Tag kann ich dir sagen: Während du auf dem Sofa sitzen bleibst, werde ich eine Runde Joggen gehen!« Holen Sie sich auch gerne das Wörtchen »und« in die Mitte: »Ich habe keine Lust UND gehe eine Runde joggen.«

4.1 Tagesstruktur

Wenn Sie gerade berufstätig sind, so wird das Ihren Tag automatisch etwas strukturieren. Auch dann können Sie vielleicht von den folgenden Punkten profitieren. Sollten Sie gerade nicht in einer Anstellung sein, ist Struktur umso wichtiger, denn auch im kleinsten Tun lässt sich etwas Sinnhaftes finden. Wenn es Ihnen hilft, schnappen Sie sich gern einen Zettel oder legen Sie eine Datei auf Ihrem Computer an und erstellen Sie einen Tagesablauf, den Sie versuchen, einzuhalten. Als Beispiel teile ich einige Auszüge aus meinem Tagesablauf mit Ihnen:

- 5 Uhr: aufstehen, Kaffee trinken, Tagebuch schreiben, YouTube, bloggen
  (Am Morgen ist mein Geist am klarsten und ich bin am produktivsten, darum schreibe ich am liebsten in den frühen Morgenstunden.)
- 6.30 Uhr: Spaziergang/Frühsport, duschen, meditieren/beten, frühstücken
- Kreativ sein mit dem Malbuch
- 10 Uhr: Pause
- 11.30 Uhr: kochen und essen
- (eine Stunde Mittagspause)
- 14 Uhr: Sport (dreimal die Woche) oder Spaziergang im Wald
- 90 Minuten Mental-Health-Zeit (sich die Sorgen von der Seele schreiben, Tanzen, heiß duschen, PMR, Bodyscan, 15 Minuten Meditation)
- lesen
- 30 Minuten singen
- 30 Minuten Gitarre spielen
- 17 Uhr: ausruhen/Nachmittagspause
- Freizeit (lesen, fernsehen, spielen)
- 21 Uhr: schlafen

Mein Tagesplan ist, auch wenn es auf den ersten Blick nicht so aussieht, flexibel, weil gerade das ihn realistisch macht. Ich kann nicht täglich meine Gemüts- und physischen Zustände voraussehen, weiß daher nicht, ob mir wirklich *immer* um 17 Uhr nach Ausruhen ist. Aber meistens kann ich die Abläufe gut einhalten. Drucken Sie sich Ihren Plan aus und kleben Sie ihn an eine Wand, wo Sie ihn gut sehen können. Sie können sich selbst freundlich und wertschätzend, nicht drängend, das Versprechen geben, sich an Ihren Tagesablauf zu halten mit dem Ziel, dass es Ihnen langfristig psychisch besser geht. Sie schenken sich also selbst etwas Wertvolles. Bleiben Sie realistisch, freuen Sie sich über Ihre Erfolge, versuchen Sie achtzig Prozent umzusetzen. Belohnen Sie sich nach einem erfolgreichen Tag, loben Sie sich. Überprüfen Sie Ihren Plan regelmäßig und nehmen Veränderungen vor, wenn nötig.

4.2 Äußere Ordnung, innere Ordnung

In den WGs, in denen ich gewohnt habe, war ich sehr unordentlich und eckte damit regelmäßig bei meinen Mitbewohnern an. Während einer Psychose zu Studienzeiten, die ich eingangs schilderte, war mein Zimmer eine Katastrophe, und so fühle ich mich auch im Inneren. Heute weiß ich, wie wichtig Ordnung für mich ist, und dass äußere und innere Ordnung zusammenhängen.

Als meine Mutter mich Anfang 2024 besuchte, verfielen wir beide in Rollen-Schemata: Ich gab die Verantwortung für die Wohnung komplett ab – wie früher. Meine Mutter kümmerte sich um den Abwasch, das Essen, die Wäsche, saugte Staub und räumte auf. Zudem ermahnte sie mich immer wieder, wenn ich Flecken an der Kleidung hatte. Ich verhielt mich wie ein Kind und deswegen wurde ich auch so behandelt. Was mich sehr ärgerte.

Als meine Mutter abgereist war, hat sich ein Schalter umgelegt: Ich bin aus mir selbst heraus mittlerweile sehr ordentlich. Bei allem, was ich aus Zeit- oder Kraftgründen nicht schaffe, unterstützt mich zusätzlich ein Bekannter aus meiner Gemeinde unter der Bewilligung der Pflegestufe 1[10], was eine große Entastung für mich ist.

10 Generell empfehle ich, bei Ihrer Krankenkasse den Pflegegrad 1 (bei schweren Beeinträchtigungen vielleicht sogar 2) zu beantragen, sollten Sie nicht in der Lage sein, sich dauerhaft selbstständig um Ihren Haushalt zu kümmern. Ein Gutachter bespricht mit Ihnen zu Hause den Grad der krankheitsbedingten Einschränkung. Bewilligt die Krankenkasse den Pflegegrad, erhalten Sie monatlich ca. 131 € im Monat für Unterstützung im Haushalt (Achtung: Kostenangabe ohne Gewähr!). Seit dem Jahr 2025 können nicht nur professionelle Unternehmen für diese Unterstützung engagiert werden, sondern auch Privatpersonen.

Seitdem ich mich um die Wäsche, die regelmäßige Sauberkeit in Küche und Bad, um den Müll und die Pflanzen kümmere, ist mein Ich erwachsener geworden, und das fühlt sich gut an. Zudem muss ich mich nicht mehr schämen, wenn ich Besuch bekomme. Die äußere Ordnung beruhigt mich zudem, sie ordnet auch mein Inneres, wie bereits angemerkt, sie erzeugt ein Gefühl von Kontrolle und Selbstwirksamkeit. Und mein Geist fühlt sich wohl, wenn Dinge abgeschlossen sind. Es ist sicher kein Zufall, dass auch in Klöstern Sauberkeit oft als Ausdruck der inneren Reinheit und spirituellen Ordnung betrachtet wird.

4.3 Kreativer Ausdruck als Ventil

Warum ich nun gerade auch Kreativität mit in das Kapitel »Struktur im Alltag« einbeziehe, hat folgenden Grund: Wie spätestens aus meinem Tagesablauf deutlich wurde, hilft mir strukturiertes, also zeitlich festgelegtes Tagebuchführen oder Musizieren. Sich zwischendurch immer wieder selbst zu reflektieren in Formen des Schreibens, Musizierens oder Zeichnens, kann zudem helfen, das Bewusstsein weiterhin auf den Ist-Zustand zu lenken. Kreativität allgemein ist generell eine hervorragende Methode, um (unbewusste) Gefühle ans Licht zu bringen und auszudrücken, sich selbst zu stärken und damit »fitter zu machen« für das Etablieren und Einhalten von Struktur. Poesietherapeutische Anwendungen wie zum Beispiel das kreative Schreiben sind anerkannte Mittel zur Unterstützung der mentalen Gesundheit, kunsttherapeutische Verfahren wichtige Bestandteile des Therapieprogramms jeder besseren Klinik.

4.3.1 Musik

Musik kann »wie ein Medikament wirksam werden. So kann Musik das Stressgefühl reduzieren, den Hormonhaushalt beeinflussen und sich somit auf die Stimmung auswirken. Ebenso kann die Wirkung von Musik auf Atmung und Herzschlag nachgewiesen werden« (Bundesmusikverband Chor & Orchester e.V., 2023, S. 2). Wenn ich singe oder E-Gitarre spiele, dann fühle ich mich tatsächlich besser, meine Aufmerksamkeit liegt dann auf meinem eigenen kreativen Schaffen.[11]

»Wer singt, stärkt seine Gesundheit« (AOK, 2020). Dies belegen zahlreiche wissenschaftliche Studien, die den Einfluss des Singens auf den Körper und die Psyche untersucht haben.

11 Unter folgendem Link, der zu meinem YouTube-Kanal führt, können Sie sich einen Auftritt von mir ansehen, wo ich das Lied »Will O the Wisp« von Opeth (einer schwedischen Metal-Band) performe: https://www.youtube.com/watch?v=239dzfR1Qaw (Zugriff am 02.12.2025). Auf diesen Auftritt bin ich sehr stolz.

Laut AOK (2020) ist Singen gesund, weil es unter anderem:

- »die Immunabwehr steigert,
- das Herz-Kreislauf-System stärkt,
- die Atmung intensiviert,
- entspannend wirkt,
- Ängste lösen und
- Stress abbauen kann.«

Sollten Sie nun nicht besonders musikalisch sein, können Sie sich auch überlegen, Ihre Gefühle in Songtexten auszudrücken. »Eigene Texte oder Lieder schreiben hilft vielen Menschen, ihre Gefühle zu verarbeiten oder neue Perspektiven zu finden« (Shamel u. Penderock, 2024).

4.3.2 Malen und Zeichnen

Das Malen und Zeichnen sind ebenfalls wunderbare Methoden, um Gefühle auszudrücken und Emotionen zu verarbeiten. Gerade für Menschen, die den geschriebenen Text als zu formell betrachten oder aus anderen Gründen weniger Zugang dazu haben, eignet sich das Zeichnen gut – Abstraktionen und grafische Vielheiten sind möglich, und es ergeben sich schlussendlich immer Gestaltungen und Darstellungen, mit denen man sich identifizieren kann.

»Maltherapie ist ein kreativer Prozess, in dem sich eigene Erfahrungen durch spontanen Umgang mit Farben und Formen erweitern lassen. Innere Ressourcen werden entdeckt, wodurch sich neue Lösungsansätze für das eigene Leben herausbilden können. Das Bedeutendste hierbei ist, dass Gefühle ohne Worte ausgedrückt werden, also nonverbal, und zwar durch selbst erschaffene Bilder oder Arbeiten« (Baronetti, 2012).

Ich habe als Kind schon sehr gern gezeichnet. Hier einige spätere Bilder, von denen manche in Krankenhäusern und Rehakliniken entstanden sind (Abbildungen 8 bis 12):

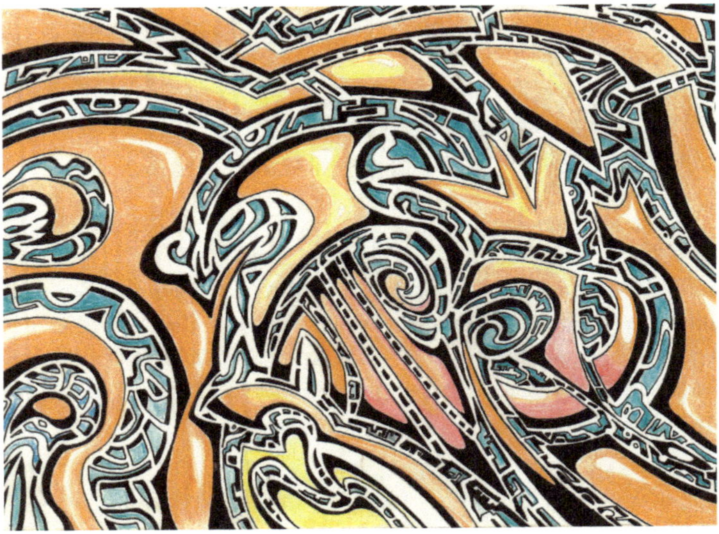

Abbildung 8: Bewusstsein 01

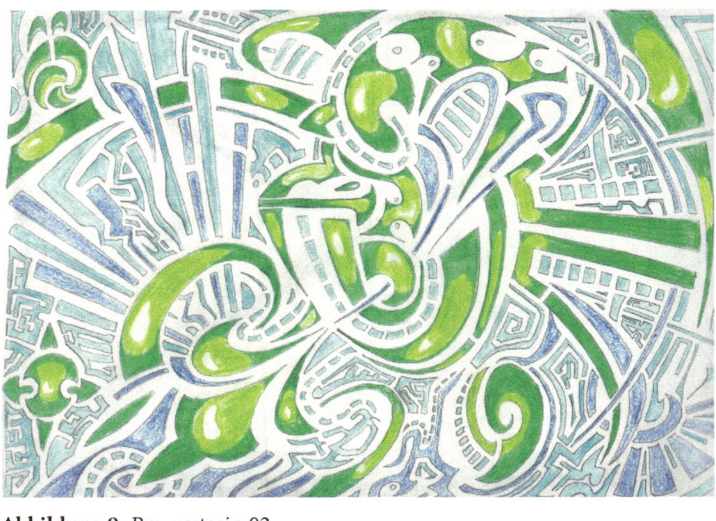

Abbildung 9: Bewusstsein 02

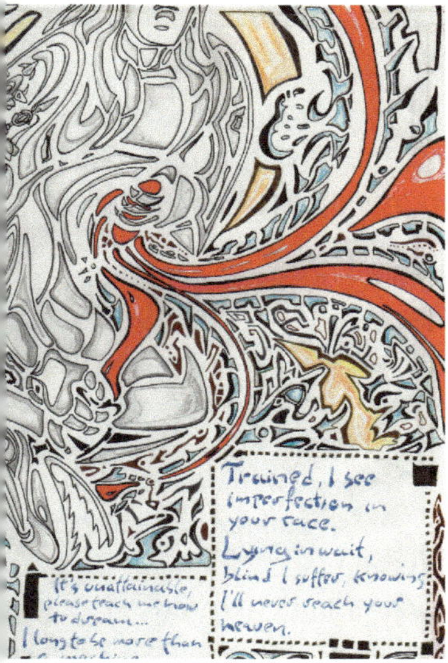
Trained, I see imperfection in your face.
Lying in wait, blind I suffer, knowing I'll never reach your heaven.
It's unattainable, please teach me how to dream...
I long to be more than

Abbildung 10: Bewusstsein 03

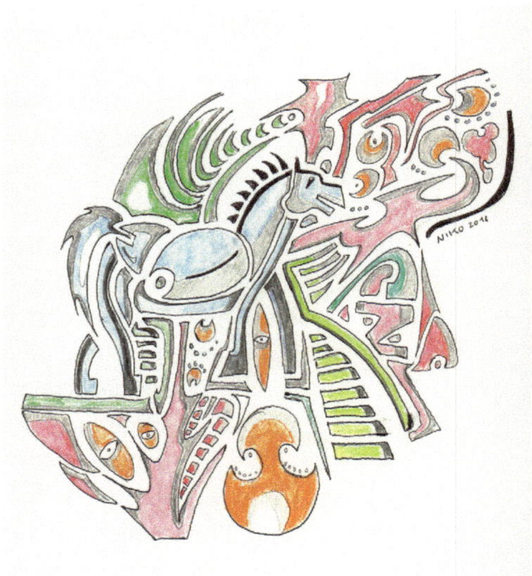
NIKO 2016

Abbildung 11: Bewusstsein 04

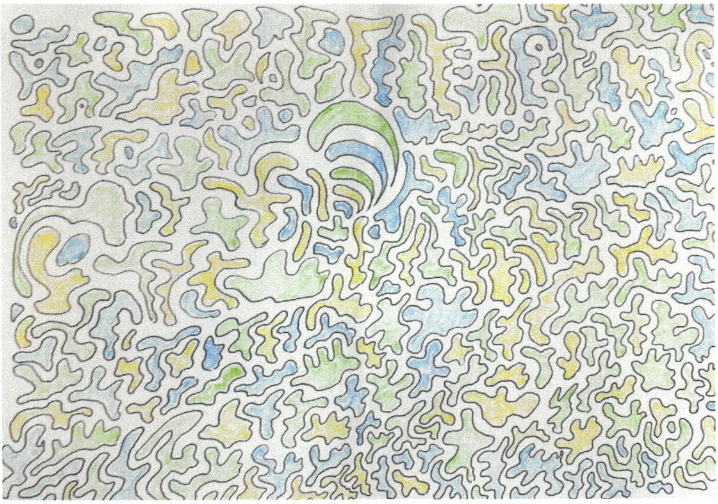

Abbildung 12: Bewusstsein 05

4.3.3 Improvisationstheater

Wie wichtig mir Improvisationstheater ist, habe ich in meinem Erfahrungsbericht bereits geschildert. Entdeckt während des Studiums, setzte ich innerhalb einer Theatergruppe an der Hochschule der Medien (HdM) in Stuttgart Improvisationsmethoden als Aufwärmübungen ein, aus denen sich die Improvisationstheatergruppe »Kanonenfutter« etablierte. Bei mir persönlich bewirkte dieses Hineinfallenlassen in szenische Darstellungen ohne Skript, dass neben Spontanität auch die geforderte Eloquenz und Bühnenpräsenz gefestigt wurden, somit auch mein generelles Selbstvertrauen. Darüber hinaus schult es die Aufmerksamkeit, die Kreativität, fördert Empathie und soziale Kompetenz, kann also summa summarum einen positiven Effekt auf die Psyche haben, wenn man sich darauf einlassen möchte. Die intensiven, körperlich orientierten Aufwärmübungen bauen zudem Stress ab und senken die Hemmungen vor dem Theaterspiel. Wer Erfahrungen im Improtheater gesammelt hat, stärkt seine Kommunikations- und Teamfähigkeiten und meistert viele berufliche Herausforderungen, etwa Bewerbungsgespräche, Präsentationen oder Meetings. Hinzu kommt: Ein zentrales Element von Improvisationstheater ist das »Ja-Sagen« zu sich selbst, ebenso das Wissen (und die Erlaubnis), »dass zum Improvisieren das Scheitern dazugehör[t]« (Rohde, 2025, S. 45): Man geht jederzeit das Risiko ein, dass Szenen nicht den Verlauf nehmen, den man sich vorgestellt hat, denn auch die Mitspielenden improvisieren ja. Hier ist dann Urvertrauen gefragt: Lassen Sie sich in die Szenen und Situationen fallen, sie lösen sich in den meisten Fällen zu einem guten Ende auf. Vertrauen Sie auf Ihre Mitspielenden, die Sie in Momenten auffangen können, in denen Sie nicht mehr weiterwissen. Das Risko ist der Reiz.

4.3.4 Tagebuch führen (Journaling)

Tagebücher in verschiedensten Formen haben in meinem Alltag großen Platz eingenommen, das wurde bis hierhin deutlich. Tage lassen sich gut reflektieren und ordnen (vor allem vor dem Zubettgehen), ebenso Gedanken. Letztere werden externalisiert, das heißt, wir bekommen sie raus aus dem Kopf und können sie besser loslassen. Am liebsten schreibe ich Tagebuch in den frühen Morgenstunden, es ist aber auch eine gute Aktivität für zwischendurch oder am Abend vor dem Schlafengehen.

Es gibt verschiedene Arten von Tagebüchern, vorstellen möchte ich folgend das »allgemeine Tagebuch«, das Traumtagebuch, das Zukunftstagebuch, das Krisentagebuch und das Erfolgstagebuch. Sie können mehrere verwenden oder sich auf ein paar oder nur eines beschränken – ganz, wie es Ihnen passt. Um Motivation zu haben, mit Papier und Stift zu hantieren, empfiehlt es sich manchmal, auf beides auch äußerlich Wert zu legen: Kaufen Sie sich ein schönes Buch, das Sie anspricht, auch der Stift sollte wohl gewählt sein. Es ist ein kleines Ritual, und es lohnt sich, auf die Ritualinstrumente besonderes Augenmerk zu haben. Sie können natürlich auch ein Dokument auf Ihrem Computer anlegen, wenn Ihnen das Schreiben von Hand zu mühsam erscheint.

Das allgemeine Tagebuch

In Ihrem Tagebuch können Sie nun zum Beispiel beschreiben, was Sie heute oder gestern erlebt haben. Was war gut, was war schlecht, was haben Sie gemacht, wen haben Sie getroffen, was hat Spaß gemacht und was war unangenehm, was haben Sie aus dieser oder jener Situation gelernt?

Hier ist ein Beispiel aus meinem Tagebuch:

06.08.2023

Heute habe ich mit meinen neuen Kopfhörern in der Tagesklinik Musik gehört und gut entspannt. Wir haben gegrillt. [...] Zu Hause habe ich lange ein gutes Gespräch mit Mama geführt und danach war ich Joggen. [...] Heute will ich noch singen und lesen. Die Tür zum Käfig steht weit offen, ich muss nur den ersten Schritt nach draußen tun und endlich frei sein. Es ist meine Entscheidung. Ich bin verantwortlich.

Erfolg manifestieren mit dem Zukunftstagebuch

Ein bewährtes Werkzeug in meinem persönlichen »Arsenal« an Bewältigungsstrategien im Umgang mit paranoider Schizophrenie ist das sogenannte Zukunftstagebuch. Eigentlich sehr simpel, erfordert es Kreativität und Freude am Schreiben. Das Zukunftstagebuch ist Teil einer langfristigen Strategie für mentale Gesundheit und braucht etwas Arbeit.

Dazu ein kurzer Exkurs: Alles, was wir denken, setzt sich in den Neuronen fest, und je öfter wir einen Gedanken denken, desto stärker wird die Prägung darauf in unserem Gehirn (Akademie für Neuromentaltraining, 2025). In der Konsequenz präsentiert unser Bewusstsein uns immer wieder Inhalte aus seinem »Gedankenlager«, unserem persönlichen »Denkrepertoire«, die es in der Vergangenheit aufgrund der Häufigkeit des Denkens abgespeichert hat. Man könnte also vorsichtig sagen, das Gehirn denkt am liebsten das, was es am häufigsten denkt (»neuronale Autobahn«; Heimsoeth, 2023). Deswegen kann es sich lohnen, neue Verbindungen zu knüpfen und andere Denkstrukturen zu etablieren. Zum Glück, das klang bereits an, ist unser Gehirn plastisch und kann sich bis an unser Lebensende neu vernetzen. Wir sind also teilweise in der Lage, es neu zu programmieren, zum Beispiel mithilfe des Zukunftstagebuchs. In diesem Kontext kommt uns eine weitere Fähigkeit unseres Gehirns zugute: Es ist in der Lage, Dinge vor seinem »inneren Auge« zu visualisieren, so als würde der Inhalt unserer Vorstellung jetzt und im Moment passieren und real sein. Wenn wir also zum Beispiel an etwas Schönes denken, dann fühlen wir uns besser.

Die Idee des Zukunftstagebuches ist es nun, sich Situationen eines idealen Lebens vorzustellen, eine erstrebenswerte Zukunft. Die alten Muster verschwinden nicht völlig, sie können nicht direkt gelöscht werden, aber wir bieten dem Gehirn positive Alternativen an. Denken wir öfter an diese Alternativen, kann es uns dann unter Umständen sogar gelingen, sie zu verfestigen, sodass sie manchmal ganz von allein auftauchen, wenn wir in negative Grübeleien verfallen. Je mehr »positives Denkfutter« wir unserem Gehirn anbieten, desto besser. Als Beispiel: Haben Sie eine Idee, was Sie innerhalb der nächsten Wochen oder Monate Schönes erleben könnten? Eine Reise machen, eine Party feiern, eine Theatervorstellung besuchen, eine erholsame Reha antreten, einen neuen Job oder ein Studium beginnen? »Zerlegen« Sie das Vorhaben zusätzlich gern in alle einzelnen Schritte und schreiben Sie alles so auf, als würde es jetzt in diesem Moment stattfinden. Notieren Sie, wie positiv und erfolgreich Sie diese Situationen erleben. Nutzen Sie für Ihre Imagination wenn möglich zudem alle Sinneskanäle: Sehen, Hören, Fühlen, Schmecken, Riechen. Wie schmeckt die Pizza in dem Restaurant, das Sie sich auf Ihrer Reise für den ersten Abend ausgesucht haben? Wie ist das Restaurant ausgestattet, wie ist es beleuchtet? Mit wem sind Sie dort, worüber reden Sie mit der Person? Was haben Sie an? Schmücken Sie so viel wie möglich aus. Je detailreicher, umso stärker ist die Verankerung im Gehirn. Markieren Sie auch hier die besonders starken Passagen mit Farbe, Fettschrift oder Ähnlichem.

Wenn Sie bezüglich der Wirkung eines zielgerichteten Fokus noch skeptisch sind, mag Ihnen diese Überlegung helfen, von der Sie vielleicht auch schon einmal gehört haben: »Schwangere sehen überall Schwangere, Menschen mit Liebeskummer überall glückliche Paare. Wir bleiben im Verkehr dreimal an einer roten Ampel stehen und denken, es ist rote Welle. Obwohl wir genauso oft bei grün durchgerauscht sind.« Warum ist das hilfreich? »Wenn wir zum Beispiel einen neuen Job suchen und **uns darauf fokussieren,** dann hören wir vielleicht eher hin, wenn jemand gesucht wird, wir schauen auf Aushänge oder Anzeigen. Kurzum, wir **öffnen uns für neue Ideen** und erhöhen die Wahrscheinlichkeit, dass es wirklich klappt« (Mecking, 2025; Hervorh. i. Orig.)

Haben Sie Ihr Zukunftstagebuch ein wenig erprobt, dann könnten Sie es ja auch einmal mit langfristigeren Plänen versuchen: Wie könnte Ihr Leben in einem, in zwei, in drei Jahren sein? Bleiben Sie aber bitte möglichst realistisch. Zu hoch gesteckte Ziele bergen die Gefahr der Enttäuschung, wenn sie nicht erreicht werden. Vorstellungen wie »in drei Jahren bin ich Millionärin« sind dementsprechend wenig hilfreich.

Durchhalten mit dem Krisentagebuch

Ich habe mir in den letzten Jahren ein gutes Stabilitätslevel erarbeitet, um mein Leben »auf die Kette« zu kriegen. Aber Krisen kommen weiterhin, sie gehören zum Genesungsweg leider dazu.

Dann rutsche ich in alte Muster und liege auf der Couch und grüble, habe keine Kraft etwas zu unternehmen. Es erscheint mir alles zu schwierig. Dann weiß ich, ich muss gegensteuern. Der Impuls, mich noch einmal an einem Krisentagebuch zu versuchen, wurde, wie vieles andere, aus der Not heraus geboren. Eines Tages spürte ich, wie sich etwas »zusammenbraut«. In Erwartung von (mal wieder) stundenlangem Herumliegen, Leiden und Gedankenkämpfen fragte ich mich, wie ich diesen Tag überstehen sollte. Gleichzeitig konnte ich mich aufraffen, um dieses Mal etwas anders zu machen, mich der Situation nicht auszuliefern. Und so schrieb ich meine Gedanken ungefiltert am PC am Stück herunter, ohne anzuhalten, fast schon obsessiv. Diese Methode nennt sich »Freewriting« (oder auch »Écriture automatique«, etabliert durch den Psychotherapeuten Pierre Janet) und ist generell eine kreative Schreibübung, die oft in therapeutischen Rahmen eingesetzt wird. Ziel ist es auch hier, Gedanken aus dem Kopf zu bekommen. Das Niederschreiben, ohne den Stift abzusetzen oder die Tastatur zu bedienen, dient dazu, den inneren Zensor auszuschalten: Habe ich dieses Wort richtig geschrieben? Macht es überhaupt Sinn, was ich hier schreibe? Wird da ein Komma gesetzt? Auszüge aus diesem »Schreibfluss« (im wahrsten Sinne des Wortes) möchte ich hier gern aufführen. Sollten Sie sich aber aktuell in einem instabilen Zustand befinden, überspringen Sie den folgenden Tagebuchauszug bitte.

Heute ist wieder ein schlechter Tag. Ich weiß nicht, was ich tun soll. Der Teufelskreis ist da. Teufel. Es entgleitet mir alles. Ich hatte gestern die Chance, in die Aktivität zu kommen, aber war den halben Tag auf der Couch. Ich habe keine Struktur, keinen Rhythmus, alles vermischt sich. Das kleine Ich, tief in meinem Inneren, ist immer noch da und will nicht aufgeben. Ich weiß, dass es vorbeigeht. Ich habe Angst, dass ich in der PIA heute durchdrehe und sie mich in die Geschlossene stecken. Dort gehen mir die Zigaretten aus und ich drehe durch. Ich komme in die Geschlossene, die Rechnungen werden nicht bezahlt, die Kündigung kommt, alles entgleitet, Gleitmittel, Sex, einschießende Gedanken. Mordgedanken, ich muss sterben. Hatte das schon hundertmal, wurde jedes Mal besser. Was kann ich heute noch tun, damit es weniger schlimm wird. SATAN KOMMT DICH HOLEN. Aggressive Gedanken, verlorene Gedanken, unterdrücken funktioniert nicht mehr, Gedanken werden immer stärker, Ende der Fahnenstange, du hast versagt, du schaffst es nicht, Gott hasst dich. LÜGEN!

So schrieb ich eine halbe Stunde lang wie in einem Rausch. Und mit der Zeit merkte ich, dass sich die Gedanken langsam sortierten. Ich begann, positiver zu formulieren:

Herr Jesus Christus, bist du da? Hörst du mich? Siehst du mein Elend? Kannst du mir helfen? Ich habe ein geteiltes Herz. Die beiden Teile bekämpfen sich, habe ich eine gespaltene Identität? Herr Jesus Christus, ich flehe dich an wie nie zuvor, bitte rette meine Seele, ich will an dich glauben! Du bist ein guter Mensch, Niko, du hast Zeit. Ja, du hast es schwer, aber du kannst lernen, damit umzugehen. Es scheint nur dramatisch. Es gibt einen Weg in eine glückliche Zukunft und den Weg will ich gehen. Du schaffst das, Niko. Alle glauben an dich. Ja, ich habe es sehr, sehr schwer. Aber anderen geht es noch schlechter. Ich bin gesegnet. Ich bin begabt. Ich kann meine Probleme lösen. Ich bin nicht allein. Ich bin jung, gesund und gesegnet. Denke dran, wie viel du schon geschafft hast! Denk an deinen guten Schlaf. Ich habe auch gute Phasen, es »scheint« nur so dramatisch, aber das ist es nicht! […]Wie komme ich da wieder raus? Schreib dir alles von der Seele, Niko, rede mit jemandem. Du darfst jederzeit ins Krankenhaus, aber vielleicht gibt es noch einen anderen Weg. Ich war schon so oft an diesem Punkt. Ich kann meine Probleme lösen. Du hast wichtige Aufgaben, Niko, du kannst deine Probleme lösen. Es geht weiter. Die Welt dreht sich weiter und du bist ein Teil davon. Du bist das Universum, das sich selbst erkennt. Das Leben ist schön, Niko! Dein Leben ist wunderbar. Es sind nur Gedanken, Niko, sie sind nicht real. Komm zur Vernunft, du brauchst das Spaltungsthema und das Geldthema heute nicht lösen. Du bist aufgebracht, komm zur Ruhe. Es führt ein Weg hier raus. Es ist kein leichter Weg, aber ich gehe ihn gern. Es ist mein Leben, niemand kann es mir wegnehmen. Egal wie schwierig es scheint. Ich gebe nicht auf. Es scheint nur dramatisch und vielleicht kann ich morgen wieder eine neue Chance bekommen und mein Leben auf die Reihe bekommen. Ich darf jederzeit ins Krankenhaus. Vielleicht geht es auch ohne. Okay, die Welt ist, wie sie ist, und sie hat mir noch so viel zu bieten! Ich werde auftreten, ich werde ins Fitness gehen, ich werde Praktikum machen oder die RPK[12]. Ich habe eine Perspektive. Ich bin jung, gesund und gesegnet. Ich schaff das, es ist nur in meinem Kopf, es ist nicht real. Du packst das, Niko! Es wird jetzt sehr bald sehr viel leichter. Noch etwas Geduld. Denk dran, was du schon alles geschafft hast und wie tolle Fortschritte du gemacht hast! Dein Leben ist angenehm und schön. Ich bin jung, gesund und gesegnet. Ich lasse jetzt die Ängste und Sorgen ganz los und komme zur Ruhe.

Letztlich war ich sogar in der Lage, einkaufen zu gehen und mir ein Essen zuzubereiten. Versuchen Sie, sich schriftlich klar zu machen, dass Sie gesund werden, dass Sie geborgen und beschützt sind. Der positive Teil des Tagebucheintrages sollte am Ende deutlich überwiegen; wenn er das noch nicht tut, lassen Sie weiteren negativen Gedanken freien Lauf und setzen Sie immer wieder neu an und formulieren Sie positiv. Nehmen Sie sich viel Zeit für Ihr Krisentagebuch, halten Sie durch! Es geht vorbei und es wird besser! Und noch ein kleiner Tipp, der mir sehr hilft: Markieren Sie Gedanken, die besonders stark und positiv sind, mit Fettschrift, einem farbigen Hintergrund oder einem Textmarker. So können Sie diese in Ihrem Geist verankern und sich besser daran erinnern. Wenn Sie sich mal unwohl fühlen, überfliegen Sie die markierten Stellen und rufen Sie sich wieder ins Gedächtnis, dass es auch positive Aspekte Ihres Lebens gibt. In Krisenphasen vergessen wir oft, was wir schon alles geleistet, gelernt und an Schönem erlebt haben.

Noch ein Extra-Tipp: Sie können für die schlechten Gedanken auch ein extra »Müll-Tagebuch« anlegen und das Erzeugnis nach dem Schreiben zusammenknüllen und wegwerfen bzw. vom PC löschen, wenn sich das besser anfühlt.

12 RPK = Rehabilitation psychisch Kranker

Traumtagebücher

Schon Sigmund Freud maß Träumen eine große Bedeutung bei. Seine psychoanalytischen Methoden fußten teilweise auf der Deutung des Traums:

»Für Freud ist der Traum eine Wunscherfüllung, oder wie er später vorsichtiger formuliert, der Versuch einer Wunscherfüllung. In vielen Träumen wird ein Wunsch oder werden mehrere Wünsche des Träumers als erfüllt dargestellt [...]« (Flad, o. J.).

Carl Gustav Jung, anfänglich großer Bewunderer Freuds, entwickelte die Traumdeutungstheorie weiter: »Er ging davon aus, dass Träume das aufzeigen, was im Bewusstsein noch nicht zur Sprache gekommen ist. Diesen Mechanismus nannte er: Kompensation« (Streck, o. J.). Auch heute noch existiert die Theorie, dass selbst Albträume gesund für unsere Psyche sind, da in ihnen ungelöste Traumata, Gefühle und Konflikte verarbeitet werden, was »für den Geist unentbehrlich« ist.

»Zusätzlich festigen gerade Albträume deine Identität und halten dich geistig gesund. Es ist der Versuch des Gehirns, diffuse Gefühle in konkrete Bilder und Geschichten zu verwandeln. Diese können so verarbeitet und verstanden werden« (Rüttiger u. Schürmann, 2025).

Ob und wie intensiv Sie Ihren Träumen Bedeutung beimessen, liegt natürlich ganz bei Ihnen. Wenn Ihnen Traumbeobachtung und -deutung nicht viel geben oder Sie verunsichern, überspringen Sie dieses Kapitel einfach. Für alle Interessierten gebe ich gerne den Tipp, sich einen Notizblock für Stichworte neben das Bett zu legen, denn meist verschwinden Trauminhalte schon sehr schnell nach dem Aufwachen. Später können Sie die Stichworte auch ausformulieren, wenn Sie mögen.

Gibt es (wiederkehrende) Albträume, die Sie auch nach dem Aufwachen noch lange beschäftigen, gibt es einen kleinen Trick: Notieren Sie stichwortartig Ihren Traum. Später überlegen Sie sich, wie Sie das Ende positiv umschreiben könnten, sodass es ein Happy End gibt. Machen Sie sich zum Regisseur Ihrer Träume und transformieren Sie sie. Die Traumtransformation, insbesondere das bewusste Herbeiführen eines »Happy Ends« in belastenden oder wiederkehrenden Träumen, ist eine Methode, die als »Imagery Rehearsal Therapy« (IRT) bezeichnet wird: »Wie der Name nahelegt, beinhaltet das Verfahren Imagination und Wiederholung (Rehearsal). Das bedeutet, dass ein Alptraum verändert werden soll, sodass aus einem bedrohlichen Traumverlauf eine neue und weniger bedrohliche Traumgeschichte entwickelt wird« (Pietrowsky, 2021).

Zum besseren Verständnis möchte ich ein paar Beispiele für Träume geben, die ich im Nachhinein schriftlich festgehalten und transformiert habe:

01.02.2023

Ich bin an einem Bahnhofsschalter und sage »Einmal mit dem Regionalexpress nach Stuttgart, bitte«. Ich gehe zum Ausgang und ein kleines dunkles Männchen versperrt mir den Weg. Ich komme nicht zum Zug, bekomme Angst und wache auf.

Transformation:
Ich sage dem Männchen, ich bin nun bereit, den Heimweg anzutreten. Das Männchen nickt und sagt: »Pass auf dich auf – gute Reise.« Ich erwische den Zug nach Stuttgart, steige in die S-Bahn nach Ludwigsburg und komme bald zu Hause an. Dort mache ich mir erst einmal meinen Kaffee und rufe Mama an, um ihr zu sagen, dass ich gut angekommen bin.

01.03.2023

Ein Bus, mit dem ich ins Ferienlager fahren wollte, fährt ohne mich ab. Ich renne hinterher und ich kann doch noch mitfahren. Etwas später habe ich Angst, dass mein Gepäck nicht dabei ist. Ich sehe einen kaputten kleinen Koffer im Bus, der leer ist. Ich bitte den Fahrer, kurz zu halten, damit ich im Lagerraum checken kann, ob mein Koffer dabei ist.

Transformation:
Ich denke kurz nach, und dann vertraue ich darauf, dass der Koffer drin ist. Ich sage dem Fahrer, wir können weiterfahren. Ich nehme mir einen gemütlichen Platz und höre Hörbuch. Ich freue mich aufs Ferienlager.

Eigene Deutung:
Da die Motive der Reise und des Ferienlagers mehrfach auftraten, wagte ich mich an eine eigene Deutung und erarbeitete mir folgende Überlegung: Ich denke, die Reise steht für mein Leben und das Ferienlager ist das Leben meiner Träume, mein Wunsch-Zustand. Das Gepäck könnte für *emotional baggage* stehen, für alte Ängste und Schuldgefühle, die ich nicht loslassen kann.

06.08.2023

Ich sitze an einem Klavier und spiele. Meine Mitschüler, die mich früher gemobbt haben, sind da und wollen mich angreifen. Ich habe vor, mit ihnen zu kämpfen.

Transformation
Ich frage einen der Mitschüler, warum er so gemein ist. Er bricht in Tränen aus und erzählt, dass sein Vater und sein Bruder ihn schlagen und dass es ihm sehr, sehr leid tut. Ich umarme ihn und sage, dass ich ihm verzeihe, er kann nichts dafür. Er bedankt sich und ich spiele weiter Klavier.

Traumdeutung mit künstlicher Intelligenz

Im vorangegangenen Abschnitt habe ich Ihnen die Traumtransformation vorgestellt. Nun kann es aus verschiedensten Gründen sein, dass Sie gerade nicht die nötige Energie haben, sich alternative Szenarien auszumalen, oder Sie brauchen einfach einen kleinen kreativen Schubs. Dann wäre es eine Idee, sich von Künstlicher Intelligenz (KI) unterstützen zu lassen, wenn sie denn nun schon einmal in der Welt ist (in meinem Fall ist das vornehmlich ChatGPT). Sollte ChatGPT Ihnen, neben der Umschreibung Ihres Traummotivs in ein Happy End, eine Traumdeutung vorschlagen oder umgekehrt Sie eine von ChatGPT erfragen – auch hier bitte Vorsicht, Sie haben es mit einem Chatbot zu tun, nicht mit einem echten Menschen, der Sie kennt; in erster Wahl wäre das stets Ihr Therapeut oder Ihre Therapeutin.

Ein paar Beispiele möchte ich Ihnen nicht vorenthalten, die meinen Austausch mit ChatGPT dokumentieren:

Mein Traum:
Ich bin in einem Hotelzimmer und da ist ein böser Mann. Er schließt das Zimmer ab und kommt auf mich zu. Ich flehe ihn an, dass er mich in Ruhe lässt, und ich versuche zu entkommen. Ich bin am Telefon und will Hilfe rufen, aber entscheide mich dann, ihn aktiv zu bekämpfen. Ich gerate in Panik und wache auf.

Prompt für ChatGPT:
Schreibe den Traum um, sodass er ein Happy End hat.

Antwort ChatGPT:
Ich bin in einem Hotelzimmer, und ein Mann ist da, der mir zunächst unheimlich erscheint. Als er auf mich zukommt und die Tür abschließt, spüre ich Panik aufsteigen. Doch plötzlich sehe ich etwas in seinen Augen, ein Moment der Unsicherheit. Anstatt zu fliehen, atme ich tief durch und frage ruhig: »Warum bist du hier?« Der Mann bleibt stehen und sein Gesichtsausdruck verändert sich – von bedrohlich zu nachdenklich. Er sagt, dass er eigentlich selbst Hilfe braucht, dass er sich gefangen fühlt und keinen anderen Ausweg sieht. Mitfühlend biete ich ihm an, gemeinsam eine Lösung zu finden, und plötzlich fühlt sich der Raum heller an, fast wie bei Sonnenaufgang. Gemeinsam öffnen wir das Fenster und lassen frische Luft herein. Die Angst verschwindet, und der Mann verlässt das Zimmer, erleichtert und dankbar. Ich fühle mich gestärkt und frei, wie neu geboren, und gehe mit einem sicheren, befreiten Gefühl hinaus ins Leben.

Möchte man sich seine Traumbilder übersetzen lassen in reale Motive, weil man sie dann besser greifen oder sogar wegscheuchen kann, ist das ebenfalls mit KI denkbar.

Hier ein eindrückliches Beispiel (Abbildung 13):

Mein Traum:
Ich bin an einem Bus, der mich zu meinem Ziel fährt. Opa kommt und will mir einen Rucksack mitgeben. Ich sage ihm, er solle sich beeilen, weil der Bus gleich abfährt. Ich nehme den Rucksack und steige ein. Ich habe den Gedanken, dass ich ja selbst schon so viel Gepäck habe und nicht weiß, wie ich das alles transportieren und managen soll, ich bin überfordert, bekomme Panik und wache auf.

Prompt für Google Gemini:
Generiere ein Traumbild.

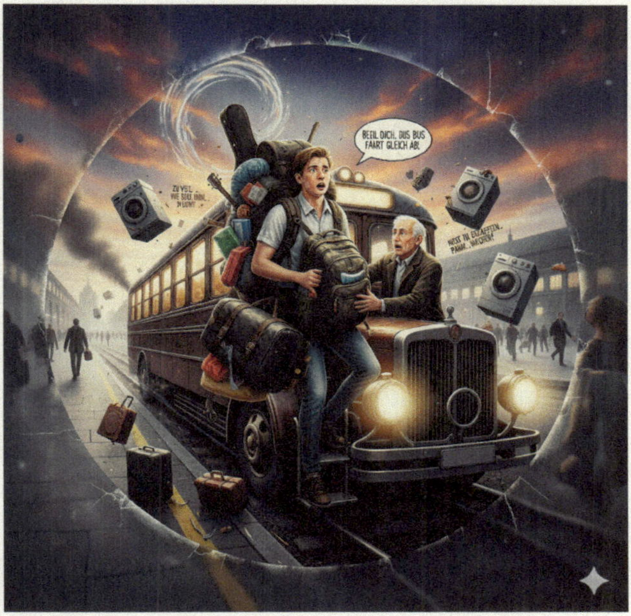

Abbildung 13: KI-generiertes Bild zu einem Traum (Quelle: Google Gemini)

4.3.5 Weitere ausgewählte Schreibimpulse zur Motivation

Was Sie unabhängig von der Tagebuchform ausprobieren können, in jedem Fall aber am besten schriftlich, ist Freude zu planen. Wie geht das?

Freude planen

Kennen Sie das? Ein Termin steht an, ob verpflichtend oder privat. Und schon ein paar Stunden vorher nagen die Zweifel. Was ist, wenn ich wieder eine Panikattacke bekomme? Was ist, wenn ich mich schlecht fühle? Was ist, wenn ich flüchten muss und nicht kann? Wie wird es sein, wenn ich wieder absage und die enttäuschten Blicke ertragen muss? Ach, ich sollte absagen, aber NEIN, ich will nicht! Ich schaffe das nicht! Dieses Phänomen nennt man »Angst planen« (Bernhardt, 2017, S. 139): Die Erwartungsangst wird zu einer sich selbst erfüllenden Prophezeiung (Noack, 2025) und damit zusammen hängt auch die sogenannte »Phobophobie«, die Angst vor der Angst. Im Grunde genommen *wissen* wir ja vielleicht sogar, oder zumindest vermuten wir, dass wir nicht in Gefahr sind, dass alles gut gehen wird, dass wir aktuell stabil sind. Dem Unterbewusstsein ist das leider herzlich egal, es lässt uns auf der Grundlage von Erfahrungswerten katastrophisieren. Wir versuchen diese Katastrophe dann zu planen (»Wenn ich eine Panikattacke bekomme, muss ich schnell das Kino verlassen können, darum setze ich mich besser ganz an den Rand«) und eben *ein*zuplanen (»Das wird bestimmt passieren!«), um die vermeintliche Gefahr in den Griff zu bekommen. Man könnte auch sagen, dass wir eine sehr merkwürdige Form der Kontrolle aufbauen.

Wir müssen unserem Gehirn nun beibringen, dass es *nicht* in Gefahr ist. Wie machen wir das? Hier greift im Grunde derselbe Mechanismus, wie schon unter dem Teilkapitel zum Zukunftstagebuch beschrieben: Wir müssen unsere Neuronen neu programmieren. Und wenn wir Angst planen können, dann doch auch Freude, oder? Am besten eignet sich hier vorab ein kurzer Erfahrungsbericht:

Über den Dachverband EX-IN Deutschland e. V.[13] hatte ich 2024 die Möglichkeit zu einem ersten gegenseitigen Kennenlernen, um zum Genesungsbegleiter ausgebildet zu werden. Ich wusste, dass ich anderthalb Stunden mit den Öffentlichen zu einem mir unbekannten Ort anreisen und mehrmals umsteigen musste. Eine typische Situation, in der ich im Vorfeld Angst bekomme und mich mit der Überlegung quäle: Gehe ich, gehe ich nicht? Doch diesmal ging ich anders an die Sache heran. Ich fing an, mir auszumalen, wie erfolgreich ich sein werde. Ich imaginierte, wie ich in den Bus steige und denke »Alles super, ich bin locker und entspannt« (in meinem Fall halfen mir dabei auch religiös geprägte Leitfiguren). Im Nachhinein liest sich das so:

09.03.2024

6 Uhr aufgestanden. Es geht mir besser. Vielleicht schaffe ich doch EX-IN heute? Der Bewerbertag beim EX-IN geht von 12 bis 16 Uhr. Das packe ich! Da geht es um meine Zukunft. Ich will Genesungsbegleiter werden. Das ist wichtig. Okay, gestern war ein schlechter Tag – aber vielleicht wird dafür heute ein guter Tag? Ich habe gut geschlafen und geträumt. Ich war im Traum wieder auf der Reise. Jetzt hole ich Brötchen und mache mein Morgenprogramm. Später gehe ich entspannt und gelassen zum EX-IN. Das wird mir gut tun. Jesus Christus ist auf deiner Seite, Niko. Es kommt wie es kommt. Hab Vertrauen. Lass los. Mach dich fit für den Tag. Du schaffst alles, was du dir vorgenommen hast – mit Leichtigkeit! Ich fühle die Kraft. Ich habe geduscht und meditiert und gebetet. Die Sorgen werden weniger. Ich bin gelassen und entspannt. Ich steige entspannt in den Bus. […] Ich bin erwachsen, ich finde meinen Weg zum EX-IN. Was soll mir passieren? Alles in Ordnung, Niko. Alles gut. Du kannst durchatmen, du kannst entspannen. Lass alles locker auf dich zukommen.

13 EX-In steht für »Experienced Involvement« und bezeichnet »Experten durch Erfahrung« im psychiatrischen Bereich, die zum Beispiel durch eigene Betroffenheit von psychischen Krankheitsbildern geschult und ausgebildet werden, um andere mithilfe ihrer Erfahrungswerte unterstützen zu können. Weitere Informationen finden Sie bei Interesse hier: https://ex-in.de (Zugriff am 11.11.2025).

Herr Jesus Christus, hilf mir. Gott, du machst alles so, wie es sein soll. Danke Herr, dass ich schmerzfrei bin. Bitte lass mich noch lange leben und glücklich sein. Danke, dass ich so gut geschlafen habe. Danke für den Mut. Ich bin gespannt aufs EX-IN. Da geht es um meine Zukunft. Ich will anderen Menschen helfen. Ich bin locker und entspannt. Ich bin gelassen und mutig. Herr, gib mir die Kraft, die ich zum Leben brauche. Gott schütze meinen Weg. Ich bin glücklich und froh. Ich schaffe alles, was ich mir vorgenommen habe, mit Leichtigkeit. Ich spüre, wie sich die Anspannung absenkt. Heute erfahre ich etwas über EX-IN, es wird bestimmt sehr interessant. Ich freue mich darauf, neue Leute kennenzulernen. Ich nehme meinen Rucksack mit, falls es Material zum Mitnehmen gibt. Gott schütze meine Reise. Gib mir weiterhin Frieden, Ruhe und Gelassenheit. Du gibst mir die Kraft, die ich brauche. Du lässt mich nicht im Stich. Meine Geldsorgen, meine Nervosität, meine Ängste – ich lege sie alle aufs Kreuz. Jesus Christus, nimm mir meine schlechten Gefühle. Danke Jesus Christus. Ich bin verantwortlich für mein Leben. Danke Gott, dass ich heute zum EX-IN gehen darf! Die vier Stunden schaffe ich locker. Es wird bestimmt interessant. […] Ich erwische den Bus und finde gleich die Kirche. Ich bin rechtzeitig da und freue mich auf die Informationen, die ich heute bekomme. Ich sitze in der Gruppe und höre zu. Ich bin interessiert, fröhlich und entspannt. Danach mache ich mich locker und entspannt auf den Heimweg. Ich setze mich entspannt und voller Zuversicht in den Bus, dann in die Bahn und dann in die S-Bahn. Ich bin ruckzuck zu Hause. Ich schaue aus dem Fenster und denke »super, ich habs geschafft!«. Herr Jesus Christus, du gibst mir die Kraft, die ich brauche. Du lässt mich alles gleich finden. Danke für den großartigen, erfolgreichen Tag!

Fazit: Der Tag war ein voller Erfolg!

Die 10-Satz-Methode

Die 10-Satz-Methode ist eng verwandt mit dem Zukunftstagebuch. Sie nutzt gezielt die Funktionsweise des Gehirns, um negative Gedankenmuster zu überschreiben und neue, positive Denkgewohnheiten zu etablieren. Ich lernte diese Methode in Klaus Bernhardts Buch »Panikattacken und andere Angststörungen loswerden« (2017) kennen:

Schritt 1: Schnappen Sie sich Stift und Papier oder legen Sie eine Datei auf Ihrem PC an und gestalten Sie die Überschrift »Meine 10 Sätze«.

Schritt 2: Verfassen Sie 10 Sätze darüber, wie Ihr Leben wäre, wenn es so richtig klasse wäre. Die Sätze sollten positiv, in der Jetzt-Form formuliert, realistisch und durch eigene Kraft erreichbar sein, also im Erfolg nicht von äußeren Umständen abhängen (»Mein Chef ist weniger cholerisch« ist demnach kein selbst erreichbares Ziel).

Meine 10 Sätze für das Jahr 2025 sind:

1. Ich bin ein erfolgreicher Genesungsbegleiter und helfe vielen Menschen mit psychischen Erkrankungen.
2. Ich habe eine hübsche, intelligente, spirituelle, humorvolle Freundin, mit der ich viel unternehme.
3. Ich bin ein erfolgreicher, begabter Improvisationstheaterspieler und habe hervorragende Auftritte mit einer neuen Gruppe.
4. Ich mache drei Stunden täglich Praktikum bei einer Web-Agentur in Ludwigsburg.
5. Ich schreibe und veröffentliche ein erfolgreiches Buch »Die Seele will gesund werden«.
6. Ich gehe dreimal die Woche ins Fitnessstudio. Ich nehme ab und bekomme einen athletischen Körper.
7. Ich ernähre mich gesund und low carb.
8. Ich produziere mit meinem Kumpel Tobias den Song »No place in heaven« und wir erschaffen ein geiles YouTube-Video.
9. Ich höre mit dem Rauchen auf und erfreue mich an einem langen, gesunden Leben.
10. Ich nehme an der Bandprobe der Kirchenband teil und habe tolle Auftritte im Gottesdienst.

Schritt 3: Wenn Sie Ihre 10 Sätze am PC geschrieben haben, drucken Sie sich diese aus.

Schritt 4: Nehmen Sie sich morgens und abends jeweils 15 Minuten Zeit, stellen Sie sich einen Timer. Suchen Sie sich einen Ort, wo Sie während dieser Zeit nicht gestört werden, und nehmen Sie sich Ihre »10 Sätze« zur Hand.

Schritt 5: Suchen Sie sich einen der Sätze aus und lesen ihn bewusst ein paar mal laut oder leise durch. Fokussieren Sie sich auf den Satz und horchen Sie in sich hinein. Welche Emotionen erzeugt dieser Satz?

Schritt 6 (5-Kanal-Technik): Nutzen Sie alle Sinneskanäle, um den Satz zu reflektieren. Wie riecht oder schmeckt etwas, wie hört sich etwas an, wie fühlt es sich an, wie sieht es aus?

Schritt 7: Aktualisieren Sie Ihre 10 Sätze regelmäßig. Ist etwas auf Ihrer Liste bereits Realität geworden? Super, dann streichen Sie diesen Satz und formulieren Sie einen neuen.

Über das Schreiben mit therapeutischem Wert sagt man auch: Gedanken, die auf dem Papier sind, sind aus dem Kopf. Und nicht nur auf das Schreiben bezogen möchte ich Ihnen mitgeben: Haben Sie den Mut, liebe Leserin, lieber Leser, sich kreativ auszudrücken. Es sind *Ihre* Worte, *Ihre* Zeichnungen, *Ihre* Töne, es ist *Ihre* Stimme. Wenn Sie es nicht wollen, bekommt es niemand außer Ihnen zu lesen oder zu hören. In diesem Sinne der Ermutigung ein Teil aus meinem Songtext »No place in heaven?«:

We're not drifting through space all alone
we build our kingdom
craving the wisdom

In this strange world we are all thrown
we're doomed to freedom
yes, doomed to freedom

4.3.6 Virtuelle Realitätsflucht

Ich habe den Großteil meiner Kindheit und Jugend mit Videospielen verbracht, die mir große Freude gemacht haben; in letzter Zeit habe ich das Videospielen wieder neu für mich entdeckt. Es kostet mich oft ein bisschen Überwindung, den Controller in die Hand zu nehmen und zu spielen, aber wenn ich es dann doch tue, kann ich mich stundenlang ablenken und die nervösen Stimmen in meinen Gedanken verstummen.

»Videospielen vergrößert Hirnbereiche, die für räumliche Orientierung, Gedächtnisbildung, strategisches Denken sowie Feinmotorik bedeutsam sind. Das zeigt eine aktuelle Studie des Max-Planck-Instituts für Bildungsforschung und der Psychiatrischen Universitätsklinik der Charité im St. Hedwig-Krankenhaus. Die positiven Effekte von Videospielen könnten auch bei der Therapie psychischer Störungen zum Tragen kommen. [...] ›Während vorhergehende Studien veränderte Hirnstrukturen bei Videospielern lediglich vermuten konnten, können wir mit dieser Studie einen direkten Zusammenhang zwischen dem Spielen und einem Volumenzuwachs nachweisen. Das belegt, dass sich bestimmte Hirnregionen durch Videospielen gezielt trainieren lassen‹, sagt Studienleiterin Simone Kühn [...]. Deshalb vermuten die Forscher, dass sich Videospiele für die Therapie von Erkrankungen eignen könnten, bei denen die entsprechenden Hirnregionen verändert sind. Das ist zum Beispiel bei psychischen Störungen wie der Schizophrenie, der posttraumatischen Belastungsstörung oder neurodegenerativen Erkrankungen wie der Alzheimer-Demenz der Fall« (Max-Planck Gesellschaft, 2013).

Weitere mögliche Vorteile von Videospielen können sein:
- **Flucht in eine sichere Umgebung:** Videospiele bieten eine Möglichkeit, in eine kontrollierte und stressfreie Welt einzutauchen. Dies kann helfen, die mit Schizophrenie verbundenen negativen Emotionen wie Angst oder Paranoia zu lindern.
- **Gefühl von Kontrolle:** Viele Menschen mit Schizophrenie erleben ein Gefühl des Kontrollverlusts. Videospiele bieten eine Struktur, einen sicheren Rahmen, in dem Spieler:innen Entscheidungen

treffen und die Ergebnisse direkt erleben können, was das Gefühl der Kontrolle stärkt.
- **Förderung positiver Emotionen:** Spiele, die Erfolgserlebnisse und Fortschritte belohnen, können dazu beitragen, das Selbstwertgefühl zu stärken und depressive Symptome zu lindern.
- **Virtuelle Gemeinschaften:** Multiplayer- und Online-Spiele wie »Minecraft« oder »Animal Crossing« können Menschen mit Schizophrenie helfen, soziale Kontakte in einer weniger bedrohlichen Umgebung aufzubauen. Das Gefühl von Akzeptanz in einer virtuellen Gemeinschaft kann soziale Isolation reduzieren.

Zudem sind moderne Videospiele zum Teil visuelle Kunstwerke, und die Freude an schönem Artwork kann helfen, in eine andere Welt einzutauchen, die allein optisch weit weg ist von der mit Ängsten und Sorgen angefüllten realen Umgebung.

Sollten Sie noch ein wenig Inspiration brauchen – hier eine kleine Auswahl an Videospielen, an denen ich mich persönlich sehr erfreut habe:
- Animal Crossing (Nintendo Switch)
- The Sims (PS4, PC)
- Anno 1800 (PS5, PC, X-Box)
- Cloud Gardens (PC)
- Minecraft (alle Plattformen)
- Journey (Playstation)
- Stardew Valley (Nintendo Switch)
- Gems of War (mobile, PC)
- Bubble Witch Saga 3 (mobile)
- Plants vs. Zombies 2 (mobile)

Neben allgemein im Handel erhältlichen Spielen gibt es auch solche, die speziell für an Schizophrenie erkrankten Menschen entwickelt wurden (auch »serious games« genannt):

»Das Spiel Wizard war das Ergebnis einer neunmonatigen Zusammenarbeit zwischen Psychologen, Neurowissenschaftlern, einem professionellen Spieleentwickler und Menschen mit Schizophrenie. Ziel war es, das Spiel unterhaltsam, aufmerksamkeitsstark, motivierend und leicht verständlich zu gestalten, während es gleichzeitig das episodische Gedächtnis der Spieler verbesserte. Die Gedächtnisaufgabe wurde in eine Erzählung eingebettet, in der die Spieler ihren eigenen Charakter und Namen wählen durften. Das Spiel belohnte Fortschritte mit zusätzlichen Aktivitäten innerhalb des Spiels, um den Nutzern ein Gefühl des Fortschritts zu vermitteln, das unabhängig vom kognitiven Trainingsprozess war«[14] (Sahakian, 2015).

Wenn ich hier, auf mich selbst angewandt, positiv über das Gaming berichte, ist auch das eine individuelle Sache, die Sie selbst an sich austesten müssen (Was spiele ich? Wie lange spiele ich? Tut es mir wirklich gut?) und im Zweifelsfall mit Ihrem zuständigen Arzt/Ihrer zuständigen Therapeutin abklären sollten. In die Aktivität zu kommen, ist für Menschen mit Schizophrenie zwar sehr wichtig, man sollte es aber nicht übertreiben, da Videospiele auch ein gewisses Suchtpotenzial haben können. Um Überstimulation zu vermeiden, empfehlen sich daher Pausen (ich habe mir antrainiert, jede Stunde Spielzeit mit einer fünf- bis zehnminütigen Pause zu unterbrechen). Wichtig ist, dass das Spielen bewusst und mit einer klaren Zielsetzung erfolgt, um Übernutzung zu vermeiden und eine gesunde Balance im Alltag zu wahren. Zu beherzigen sei auch: Spiele mit gewalttätigen und angsteinflößenden Inhalten gilt es zu umgehen!

14 »The game, Wizard, was the result of a nine-month collaboration between psychologists, neuroscientists, a professional game-developer and people with schizophrenia. It was intended to be fun, attention-grabbing, motivating and easy to understand, whilst at the same time improving the player's episodic memory. The memory task was woven into a narrative in which the player was allowed to choose their own character and name; the game rewarded progress with additional in-game activities to provide the user with a sense of progression independent of the cognitive training process.«

5 Exkurs: Die Akzeptanz- und Commitment-Therapie (ACT)

Basierend auf dem Buch »Das Leben annehmen – so hilft die Akzeptanz- und Commitment-Therapie (ACT)« von Matthias Wengenroth (2016), möchte ich im Folgenden die Akzeptanz- und Commitment-Therapie (kurz: ACT) vorstellen. Sie haben sie in aller Ausführlichkeit im Grunde schon kennengelernt, wie Sie feststellen werden. Der Grund, warum ich diese Methode hier noch einmal aufführe, ist der, dass theoretische Überbauten manchmal abschreckend wirken können, man hat dann unter Umständen keine Motivation, deren praktische Umsetzungen auszuprobieren. Wir sind also den umgekehrten Weg gegangen: Erst habe ich Ihnen Möglichkeiten zum Ausprobieren nahegelegt, nun folgt die wissenschaftliche Grundlage. Die ACT ist nur *eine* Form verhaltenstherapeutischer Maßnahmen, die für mich sehr hilfreich war, darum möchte ich hier den Fokus darauf legen. Ob Sie ACT auch auf Ihren Alltag anwenden können oder wollen, entscheiden Sie natürlich selbst.

5.1 Was ist die ACT?

»Die Akzeptanz- und Commitment-Therapie wurde in den 1980er Jahren vom amerikanischen Psychologen und Psychotherapieforscher Steven C. Hayes entwickelt. Diese Entwicklung war Teil einer größeren Bewegung innerhalb der Verhaltenstherapie, die als ›dritte Welle‹ bezeichnet wird« (Wengenroth, 2016, S. 34).

»ACT kombiniert traditionelle behaviorale Therapieansätze mit Achtsamkeitsstrategien und Techniken zur Steigerung der psychischen Flexibilität, die uns helfen kann, ein höheres Maß an geistiger Gesundheit zu erlangen und psychische Probleme zu bewältigen« (S. 35).

Die Akzeptanz- und Commitment-Therapie umfasst sechs grundlegende Prozesse [von denen Ihnen einige schon präsentiert wurden; Anm. d. Verf.]:

1. »*Akzeptanz* bedeutet, unangenehme Erfahrungen und Gefühle bewusst anzunehmen, ohne zu versuchen, sie zu kontrollieren oder ihre Form zu verändern.
2. *Kognitive Defusion* bedeutet, das Erleben der eigenen Gedanken so zu verändern, dass sie weniger ernst bzw. wörtlich genommen werden.
3. *Werteklärung* bedeutet, Werte zu entdecken, die in eine positive Lebensrichtung führen.
4. *Selbst als Kontext* wird auch Beobachter-Selbst genannt und bedeutet das eigene Erleben.
5. *Kontakt mit dem jetzigen Augenblick* bedeutet, interne und externe Ereignisse zu erleben, ohne an ihnen festzuhalten oder sie zu bewerten.

6. *Engagiertes Handeln* bedeutet, aus den formulierten Werten Verhaltensziele abzuleiten und diese aktiv zu leben«[15] (Universitätsklinikum Freiburg, o. J.)

Diese sechs Prozessvariablen werden in Übungen zum Beispiel in einzeltherapeutischen Sitzungen, aber auch in der Gestaltungs- und Bewegungstherapie und in Achtsamkeitsgruppen integriert.

Einige ACT-Techniken sind die praktischen Ausformulierungen der Relational Frame Theory (»Bezugsrahmentheorie«, RFT), die eine tiefere Einsicht in die Mechanismen der menschlichen Sprache und Kognition und deren Einfluss auf das Verhalten liefert, und ebenfalls von Steven C. Hayes und seinen Kollegen entwickelt wurde. In der (Verhaltens-)Therapie wird RFT verwendet, um Menschen zu helfen, eben diese sprachlichen und kognitiven Prozesse zu verstehen und zu verändern. Dies kann dabei unterstützen, ungesunde Denkmuster zu durchbrechen, flexibler auf innere und äußere Erfahrungen zu reagieren und Verhaltensweisen zu modifizieren. Durch die Steigerung der psychischen Flexibilität kann man also lernen, den Verstand als nützliches Werkzeug zu nutzen, anstatt von ihm beherrscht zu werden (Wengenroth, 2016).

Zum besseren Verständnis führe ich nun ein Beispiel und dessen Erläuterung an, das Ihnen auch schon unter »Freude planen« begegnet ist: Ich hatte früher sehr große Ängste vor sozialen Interaktionen, insbesondere wenn ich nicht zu jeder Zeit »flüchten« konnte, zum Beispiel bei einem Restaurantbesuch mit einem Freund. Es entwickelte sich also die Verbindung zwischen der Situation (z. B. Restaurantbesuch) und der Angsterfahrung, die sich auch sprachlich übersetzte und sich wie ein Mantra in meinem Kopf verankerte,

15 Dies zielt auf den Begriff »Commitment« ab: das feste und entschlossene Engagement, ein Leben in Übereinstimmung mit den eigenen Werten zu führen. Es geht darum, aktiv Schritte zu unternehmen und sich zu verpflichten, trotz möglicher Schwierigkeiten und unangenehmer innerer Erfahrungen, werteorientierte Handlungen zu verfolgen. Dabei helfen die schon angesprochenen »Implementierungsabsichten«, also die Planung sinnvoller, werteorientierter Aktivitäten und das Versprechen, diese auszuführen, zum Beispiel »Musizieren von 15 bis 16 Uhr«, wie unter Kapitel »Struktur im Alltag« aufgeführt.

sich also noch verstärkte: »Wenn ich in diese Situation gehe, werde ich Angst haben.« Das ist ein »relational frame«. Mit ACT kann es nun gelingen, neue relational frames zu schaffen, indem bestimmte Gedankengänge distanziert betrachtet und neue, positivere Relationen zwischen Situationen und emotionaler Reaktion geschaffen werden. So habe ich mich vor einer neuerlichen Verabredung zum Essen ganz bewusst auf meine Bereitschaft fokussiert, schwierige Gedanken und Gefühle haben zu dürfen. Die Erfahrung zeigte: Meine Befürchtungen vorab bestätigten sich nicht. Ich habe mir also einen neuen relational frame »geschenkt«.

5.2 Kognitive Defusion

Unter dem Kapitel »Dem Äffchen beim Turnen zusehen« sprach ich bereits davon, dass eine Fusion mit den eigenen Gedanken sehr schnell geht, unter Umständen aber hinderlich für uns sein kann. In unserem Kopf gibt es eine Denkmaschine, die pausenlos damit beschäftigt ist, zu analysieren, Probleme zu lösen, in der Vergangenheit zu graben, Vorhersagen zu treffen, sich die Zukunft auszumalen. Zwar brauchen wir unsere Denkmaschinen, denn sie ermöglichen es uns, hervorragende Leistungen abzuliefern und Probleme zu lösen. Gleichzeitig ist das Problem, dass unsere Denkmaschinen eben so arrogant sind, dass sie sich für *alles* zuständig fühlen, auch für unser emotionales Erleben (Wengenroth, 2016). Wenn wir nun, wie bereits beschrieben, lernen wollen, uns von unseren Gedanken zu distanzieren und sie in der Rolle des stillen Beobachters wahrzunehmen und vorbeiziehen zu lassen, liefert die ACT uns etliche weitere »Defusionstechniken«[16] als die, die ich Ihnen schon vorgestellt habe. Wengenroth (2016) führt folgende Defusionstechniken an:

- *Mickymaus-Methode:* Wir verleihen den Gedanken, den gesprochenen Worten in unserem Kopf, eine piepsige Mickymausstimme. Vor dieser Stimme fürchtet man sich weniger und es kann besser gelingen, sich von den Gedanken zu distanzieren. Dem entspricht auch die »BEBE-Sprache«, eine sprachliche Verfremdungsform, wie sie Kinder gerne anwenden. Aus »Ich habe solche Angst durchzudrehen« wird »Ibich hababe sobolche Abangst duburchzubedrebehen«.
- *Dem Angsttiger entgegentreten:* Unser Verstand versucht oft, uns vor unangenehmen Gefühlen zu schützen, indem er uns dazu bringt, diese Gefühle zu vermeiden. Diese Vermeidungsstrategien können kurzfristig Erleichterung bringen, führen aber langfristig oft zu einer Vergrößerung der Probleme. Stellen wir uns das Ganze ein-

16 Das bedeutet, dass wir das »Erleben der eigenen Gedanken so [...] verändern, dass sie weniger ernst bzw. wörtlich genommen werden« (Universitätsklinikum Freiburg, o. J.).

mal in Form eines Angsttigers vor, der gefüttert werden will: Der Angsttiger, zunächst vielleicht noch eher eine Stubenkatze, sieht den Restaurantbesuch vor sich und sagt: »Da möchte ich nicht hin, bleib zu Hause, da bist du sicher, füttere mich!« Immer öfter will die Katze dann gefüttert werden, weil sie Angst vor diesem oder jenem hat, das heißt, die angstbesetzten Situationen häufen sich, bis die Katze ein ausgewachsener Tiger ist (erinnern Sie sich an die Episode, in der ich in meiner Ulmer WG gar nicht mehr auf die Toilette wollte aus Angst, einem Mitbewohner zu begegnen!). Aber diesem können wir uns entgegenstellen, unsere Waffe nennt sich »Exposition«, mit der wir beobachten, wie das Angstlevel sich in entsprechenden Situationen von allein wieder senkt. Tun wir das häufiger, sprich, lernen wir den angstauslösenden Reiz besser kennen und gewöhnen wir uns so sehr an ihn, dass die Ausgangsreaktion auf diesen Reiz (Angst, Flucht-/Vermeidungsgedanken) abgeschwächt wird, sprechen wir von »Habituation«.

- *Bereitschaftsthermostat:* Stellen Sie sich für Ihr Angstlevel ein Gerät zur Einstellung der Temperatur bzw. Ausprägung vor. Nehmen wir an, das Angstlevel steht auf 8. Sie können nun versuchen, das Angstlevel-Gerät auf 0 herunterzudrehen und werden feststellen, dass sich das Level schnell wieder auf der gewohnten 8 einpendelt. Lassen Sie uns nun einmal das Gerät wechseln, wir tauschen es aus gegen das Bereitschaftsthermostat: Dieses ermöglicht es Ihnen, alles denken und fühlen zu dürfen, was Sie wollen. Alle Gedanken sind erlaubt. Es sind nur Gedanken. Wenn das Bereitschaftsthermostat hoch eingestellt ist, werden Sie feststellen, dass sich Ihr Angstlevel-Gerät automatisch niedriger einstellt. Das ist die Kraft der »Bereitschaft« im Sinne von ACT.
- *Metaphern:* ACT arbeitet gern bildhaft und mit Metaphern, um die zugrunde liegenden Konzepte zu verdeutlichen und verständlicher zu machen. Viele von ihnen zielen darauf ab, Gedanken als das zu erkennen, was sie sind: gesprochene Worte in unserem Kopf, nicht mehr und nicht weniger. Sie alle haben etwas mit Achtsamkeit zu tun, mit der Konzentration auf das Erleben und den gegenwärtigen Augenblick.
- *Aquarium:* Stellen Sie sich die Gedankenwelt wie ein Aquarium vor. In diesem Aquarium schwimmen die verschiedensten Fische,

manche hübsch, manche hässlich. Wir beobachten die Fische (Gedanken) einfach, ohne nach ihnen zu greifen (dies übersetzt die Praxis des Gedanken-Vorüberziehenlassens sehr hübsch).

- *Mit dem Monster auf dem Weg:* Diese Metapher geht in dieselbe Richtung wie die des Angsttigers, letzterer ist aber eher als eine »allgemeinere Formel« zu verstehen. Das Monster hingegen ist vielmehr eine punktuelle Metaphorik. Nehmen wir an, Sie schlendern Ihren Lebensweg entlang und haben ein bestimmtes Ziel, zum Beispiel eine Reise, auf der sie viele schöne Dinge erleben möchten. Nun stellt sich da aber plötzlich ein großes Monster in den Weg. Sie könnten jetzt natürlich gegen das Monster kämpfen, aber es ist wirklich *sehr* groß und kräftig – keine Option. Sie haben auch die Möglichkeit, einen anderen Weg einzuschlagen, um dem Monster auszuweichen und die Konfrontation zu vermeiden. Dann kann es aber höchstwahrscheinlich passieren, dass Sie nicht dort landen, wo Sie eigentlich hin wollten (aller Voraussicht nach werden Sie die Reise absagen, auf die Sie sich so gefreut haben). Haken Sie stattdessen das Monster unter und nehmen es ein Stück mit. Akzeptieren Sie, dass es ab und an etwas knurrt und vielleicht nicht gut riecht. Irgendwann kann es passieren, dass das Monster sagt: »Ok, jetzt wird es Zeit, dass ich dich verlasse – mach alleine weiter, tschüss machs gut« (Wengenroth, 2016, S. 80).
- *Wilde Pferde:* Haben Sie akut mit drängenden, negativen Gedanken und Sorgen zu kämpfen? Stellen Sie sich diese wie eine Herde wildgewordener Pferde vor. Die Pferde sind sehr aufgebracht und rennen auf der Weide herum. Es würde nichts bringen, ihnen hinterherzujagen, um sie zu beruhigen. Stattdessen lassen Sie sie sich austoben und zur Ruhe kommen; irgendwann werden sie müde und beginnen, unaufgeregt zu grasen. Seien Sie dabei geduldig, immerhin sind es *wilde* Pferde.
- *Schachbrett:* Stellen Sie sich Ihre Gedanken als Figuren auf einem Schachbrett vor. Die weißen Figuren bekämpfen die schwarzen Figuren. Die weißen stehen für positive, die schwarzen für negative Gedanken. Sie führen einen ewigen Kampf. Sie selbst nehmen dabei die Position des Schachbretts ein: immer neutral, ein jederzeit präsenter Beobachter, dem es gleichgültig ist, welche Figuren gerade gewinnen.

6 Schizophrenie und Arbeit

Schizophrenie beeinflusst nicht nur Gedanken und Gefühle, sondern kann auch den Arbeitsalltag ziemlich herausfordernd machen. Konzentration, Stress oder der Umgang mit Kolleginnen und Kollegen fallen dabei oft schwerer. Deshalb lohnt es sich zu schauen, wie Arbeit für Betroffene gut gestaltet und unterstützt werden kann.

6.1 Die Berufung finden

Ein Grund, warum ein Mensch in eine Krise geraten kann, ist der falsche Beruf. Mit »Krise« ist nicht zwangsläufig eine psychische Störung mit Krankheitswert wie Schizophrenie gemeint, dennoch kann eine mangelnde Identifikation mit dem ausgeübten Beruf ein weiterer Faktor sein, um seelisches Ungleichgewicht zu befördern. In meinem Fall kann ich mutig behaupten: Die Psychose hat mich dazu gebracht, den beruflichen Kurs zu korrigieren. Die Tatsache, dass mich die letzten zwanzig Jahre Berufsausbildung und -praxis unnötig überfordert und gegen den Strich gebürstet haben (im Grunde kam ich in 14 Jahren als Programmierer nicht über den Junior-Level hinaus), bewegte mich zu meinem neuen Ziel, langfristig Genesungsbegleiter und Mental Health Coach zu werden. Diese Tätigkeit entspricht meinen Talenten und dem Anspruch, die Welt ein Stück besser zu machen.

So lohnt sich also eine Bestandsaufnahme: Wie ist Ihre berufliche Karriere bisher gelaufen? Gibt es etwas, das Sie viel lieber tun würden? Was würden Sie arbeiten, wenn Geld keine Rolle spielen würde? Haben Sie ein Hobby, welches Sie zum Beruf machen könnten? Was hindert Sie daran? Brauchen Sie eine Ausbildung oder ein (weiteres) Studium? Können Sie Ihr Abitur nachmachen?

Zunächst ist es wichtig, dass Sie sich mental stabilisieren und die Finanzen organisieren, die für einen Schritt in Richtung Berufung notwendig sind. Kann Ihre Familie oder Ihr Partner Sie dabei entlasten und finanziell unterstützen? Könnten Sie BaföG beantragen? Bei der Agentur für Arbeit gibt es haufenweise geförderte Kurse, die man absolvieren kann, kostenlos. Viele Online-Bildungsangebote und -Zertifikate werden über den »Bildungsgutschein« gefördert. Es gibt zudem Ausbildungsplätze, Abendschulen, Volkshochschulen, auch Fern-Unis, die ein berufsbegleitendes Studium anbieten.

Darüber hinaus lohnt es sich immer wieder, auch unabhängig vom Wunsch des Berufswechsels, über berufliche Rehabilitation nachzudenken. Das Ziel einer beruflichen Reha ist es, Sie fit für den ersten Arbeitsmarkt zu machen oder die Belastbarkeit und Grundarbeitsfähigkeit wiederherzustellen. Zu regulären Maßnahmen, die denen einer medizinischen Rehabilitation ähneln, kommen zu erledigende Aufgabenstellungen am PC hinzu, begleitet von ausgebildeten Arbeitstherapeuten, die Ihre Stärken und Schwächen herausarbeiten und Ihnen ausführliches Feedback geben, sodass Büroalltag simuliert werden kann. Zusätzlich gibt es EDV-Kurse und ein intensives Bewerbungstraining. In einer späteren Phase sucht sich der Rehabilitand selbstständig eine Praktikumsstelle und wird idealerweise im Anschluss an die Reha vom Praktikumsbetrieb übernommen (GKV Spitzenverband, 2024). 2016 kam ich so nach einem Reha-Praktikum erfolgreich in eine Festanstellung.

6.2 Stressmanagement am Arbeitsplatz

Wenn Sie nun aktuell in einer Anstellung sind, gilt es auch dort (und *gerade* dort), einen Umgang mit der Psychose zu finden. Als schizophrener Mensch sind Sie sehr stressanfällig – nehmen Sie darauf Rücksicht. Einige der folgenden Taktiken können Ihnen vielleicht, ebenso wie mir, dabei helfen. Und in erster Linie gilt: Nehmen Sie den Fuß vom Gas! Für Fehltage oder -wochen doppelt so viel als Ausgleich erledigen zu wollen, zahlt sich in den meisten Fällen nicht aus.

6.2.1 Jour Fixe für Ihre mentale Gesundheit

Es empfiehlt sich, Ihren Vorgesetzten über Ihre mentale Gesundheit zu informieren. Holen Sie sich vor allem die Erlaubnis ab, manchmal früher Schluss machen zu dürfen, wenn es Ihnen schlecht geht. Die meisten Vorgesetzten freuen sich, wenn ihr Mitarbeiter offen mit seiner/ihrer Erkrankung umgeht und seine/ihre Bedürfnisse kommuniziert. Sie werden Ihnen (in der Regel) gern entgegenkommen und Sie unterstützen, sofern sie es können. Vereinbaren Sie, wenn Zeit und Wille dafür vorhanden sind, ein kurzes Meeting mit dem Vorgesetzten, in dem es eine Wasserstandsmeldung Ihres aktuellen mentalen Gesundheitszustands gibt und in dem Ihre Auslastung und Erwartungen an Sie besprochen werden. Offene und wertschätzende Kommunikation sind hier das A und O.

6.2.2 Prophylaktische Entspannung und Pausen

Der Trick besteht darin, eine gute Balance zwischen Fokus auf Arbeit und Entspannung zu finden. Pausen sind essenziell. Dabei ist eine gute Struktur wichtig. Es gilt, nicht erst entspannen zu wollen, wenn man schon überlastet und blockiert ist. Stattdessen sollten regelmäßige Pausen nach einem festgelegten Zeitplan gemacht werden, und zwar vorbeugend, auch wenn (noch) keine Überlastung spürbar ist.

Eine Strategie, mit der ich diesbezüglich schon seit Jahren sehr gute Erfahrungen gemacht habe, ist die Pomodoro-Technik. »Die Pomodoro-Technik ist eine vom Italiener Francesco Cirillo entwickelte Methode des Zeitmanagements und hat zum Ziel, die eigene Produktivität und Effizienz bei der Arbeit zu steigern« (Personio, 2025). Der Name »Pomodoro« (dt. Tomate) leitet sich von einer Küchenuhr ab, mit der Cirillo diese Technik erarbeitete und die die Form einer Tomate hatte. Eine Küchenuhr ist demnach ein für diese Technik notwendiges Utensil, der Timer auf dem Handy tut es natürlich auch. Der Technik zufolge gibt es vier Zeitspannen (»Pomodori«; das können Sie sich auch in zerschnittenen Tomatenvierteln vorstellen) von 25 Minuten Arbeit, auf die jeweils eine 5-Minuten-Pause folgt (Cirillo, 2018). Nach insgesamt vier Pomodoros kommt eine 20-minütige Pause. Die 25-Minuten-Intervalle sind lang genug, um produktiv an einer Aufgabe zu arbeiten, aber kurz genug, um die Konzentration aufrechtzuerhalten. Dadurch wird das Gehirn auch darauf getrimmt, dass es sich nur für eine überschaubare Zeit anstrengen muss, was die Hemmung vor einem »Berg an Arbeit« senkt. Die Pomodoro-Technik sieht vor, dass man während eines Pomodoro alle Ablenkungen konsequent ignoriert (z. B. Benachrichtigungen ausschaltet oder Anrufe ablehnt) und sich erst in der Pause diesen Dingen zuwendet. Meine Fünf-Minuten-Pausen gestalte ich folgendermaßen: Ich höre mir Entspannungsmusik an, schließe die Augen, beobachte meinen Atem und lehne mich locker auf meinem Bürostuhl zurück – quasi eine Mini-Meditation. Während der 20-Minuten-Pause male ich in meinem (Mandala-)Malbuch für Erwachsene.

Nach dem Essen in der großen Mittagspause (ca. eine Stunde) halte ich einen 30-minütigen Mittagsschlaf. Wenn es in Ihrem Büro einen Ruheraum oder eine Chillout Lounge gibt, nutzen Sie diese. Ansonsten legen Sie sich einfach auf den Boden in Ihrem Büro (informieren Sie Ihre Kollegen, dass Sie auf dem Boden liegen werden und entspannen, damit sich niemand wundert!). Sie können sich auch eine Yogamatte und ein Kopfkissen mit ins Büro nehmen.

Wenn Sie nicht zu den Menschen gehören, die tagsüber schlafen können, sind unter Umständen auch Gymnastikübungen für ein frisches Energielevel hilfreich, die Sie zum Beispiel über die Homepages diverser Krankenkassen einsehen können.

Oder wie wäre es mit einem Spaziergang? Ganz gleich, wie Sie sich Erholung in größeren Pauseneinheiten zuführen – denken Sie Ihren Körper immer mit. Er ist es, der Sie im wahrsten Sinne des Wortes durch den Arbeitstag trägt.

6.2.3 »Nein« sagen

»Nein« sagen zu können ist wichtig, um sich nicht mit zu vielen Aufgaben zu beladen. Setzen Sie klare Grenzen und sprechen Sie (wertschätzend!) mit Ihrem Vorgesetzten, wenn Sie sich überlastet fühlen. Dazu gehört auch die Trennung von Arbeit und Freizeit: Besonders im Homeoffice ist es wichtig, feste Zeiten für Arbeitsbeginn und Feierabend festzulegen und nicht ständig erreichbar zu sein.

7 Schizophrenie und soziales Netzwerk

Schizophrenie beeinflusst nicht nur Gedanken und Gefühle, sondern kann auch Freundschaften und das Zusammenleben in der Familie belasten. Misstrauen, Sorgen oder Rückzug machen den Kontakt zu anderen manchmal schwieriger. Gleichzeitig sind Freunde und Familie oft wichtige Stützen, die Verständnis, Halt und Unterstützung geben. Deshalb lohnt es sich zu schauen, wie soziale Beziehungen trotz der Erkrankung gepflegt und gestärkt werden können.

7.1 Freundschaften

Der Mensch ist ein soziales Wesen, das gilt auch für Menschen mit Schizophrenie. Wir brauchen andere, die uns Anerkennung für Leistungen geben (ob für eine überstandene Krise, für ein erreichtes Ziel etc.), uns Dinge zurückmelden und uns zuhören, wenn es uns mal nicht gut geht. Und mit denen wir schöne Momente teilen können. Wir müssen uns in diesem Kontext leider unter Umständen auch damit konfrontiert sehen, dass Kontakte durch Krisenzustände versanden. Das ist nicht unsere Schuld und auch nicht die unseres Gegenübers. Damit sich Freundschaften halten können, braucht es die Zugabe von beiden Seiten – uns und die der anderen, es ist ein Geben und Nehmen. Darum achten Sie auf Ihre eigenen Grenzen, wenn Ihnen Kontakte nicht gut tun, muten Sie aber umgekehrt Ihrem Gegenüber nicht zu viel von Ihrer seelischen Last zu. Nehmen Sie Rücksicht, benutzen Sie Menschen nicht als seelischen Mülleimer (so wie Ihre Kontakte das natürlich auch bei Ihnen unterlassen sollten). Eine gute Basis ist gegenseitiges ernsthaftes Interesse am Leben des anderen, ein ausgewogener Austausch. Es müssen ja ohnehin nicht immer stundenlange tiefgründige Gespräche sein, es können auch kleine Freuden geteilt werden: Eis essen, ein Bierchen in der Kneipe, gemeinsames Kochen, einen Film zu Hause anschauen, ins Theater oder Kino gehen, ein Spieleabend oder ein Spaziergang.

Wenn Ihre Energie für reale Treffen nicht ausreicht, kann es auch schon genügen, Ihre Bekannten über Messenger zu kontaktieren, zum Beispiel um danach zu fragen, wie es ihnen geht. Aber achten Sie auch in dieser Hinsicht auf sich: Sie sollten nicht permanent die Person sein, die nach dem Befinden anderer fragt und in Kontakt mit ihnen tritt. Wenn sich zum Beispiel Menschen nach drei oder vier Nachrichten nicht zurückmelden oder sich längere Zeit nicht mit Ihnen verabreden wollen, dann lassen Sie los. Vielen Menschen ist es unangenehm, jemandem zu sagen, dass sie keinen Kontakt mehr möchten. Es macht durchaus Sinn, vorher noch einmal konkret nachzuhaken:

»Du, ich habe mir in letzter Zeit Gedanken über unsere Freundschaft gemacht, da du kaum antwortest. Möchtest du noch Kontakt? Soll ich dir weiter schreiben? Wenn nicht, ich bin dir nicht böse.«

Wenn es *uns* schlecht geht, können wir im Zweifelsfalle auch nachfragen, ob eine bestimmte Person gerade Zeit und Energie für ein Telefonat/Gespräch hat. Das vermeidet »Mitleidszuhören« auf der Gegenseite und drückt unsere Wertschätzung gegenüber der Person aus. Aber nochmals: Nicht nur Sie haben die Aufgabe, auf Ihr Gegenüber zu achten. Lassen Sie sich bitte immer gut behandeln. An dieser Stelle möchte ich Ihnen ein persönliches Beispiel dafür geben, in welche negativen Beziehungsmuster wir alle hineinrutschen können:

Ich lernte Stefan (Name geändert) vor drei Jahren in der Psychiatrie kennen. Ich mochte ihn, er war nett und wir haben uns gut unterhalten. Ich wurde entlassen und der Kontakt versandete. 2024 traf ich ihn zufällig wieder und er erzählte mir, dass er wegen einer gerichtlichen Unterbringung seit einem Jahr in der Psychiatrie ist. Ich besuchte ihn dort und wir tauschten Nummern aus, trafen uns öfter bei mir zu Hause, rauchten und erzählten viel, kurzum: Wir haben uns sehr gut verstanden. Stefan redete viel über seine Betreuung in der Klinik, seine Drogenerfahrungen, seine Arbeit, seine Reisen, seine Bekanntschaften und Probleme mit seinem Vater. Mir fiel bald auf, dass er immer wieder das gleiche erzählte. Irgendwann brachte er seine Spielekonsole mit, und es schliff sich ein, dass er drei- bis viermal die Woche vorbeikam, um zu spielen. Irgendwann gab ich ihm sogar einen eigenen Schlüssel für meine Wohnung. Irgendwann begann ich mich unwohl zu fühlen und verkroch mich in meinem Bett, während er allein auf dem Sofa spielte oder in der Küche kochte (man muss dazu sagen, er bekochte mich mit!). Er fertigte mir sogar ein Armband an, auf dem »Niko Mental Health Coach« stand und betonte immer wieder, das er an mich glaubte. Doch zunehmend erging sich Stefan in Hasstiraden gegen seine Ärzte, seine Betreuung, seinen Arbeitgeber und andere Menschen, ließ mir gegenüber alles ungefiltert raus. Lange Zeit schluckte ich das geduldig herunter, weil ich höflich sein und ihn nicht verärgern wollte. Er hatte eindeutige (manische) Krankheitssymptome: Er vermutete überall Arbeitskollegen, die ihn beobachten, und Kameras hinter den Spiegeln in der Psychiatrie, erwähnte immer wieder, dass er kein Geld habe, kaufte sich trotzdem ein Motorrad für 4000 € (ohne einen Führerschein dafür zu haben!), ebenso drei Laptops (die ich für ihn im Netz bestellte – er tat mir eben leid). Zudem äußerte er immer wieder unrealistische Berufsziele wie Kampfpilot oder Rennfahrer.

Irgendwann nahm das alles überhand und ich merkte, dass es so nicht weitergehen konnte. Ich schrieb ihm eine Nachricht, dass ich mich unwohl fühle, wenn er sich so verhält. Er entschuldigte sich und wir trafen uns noch ein paarmal. Wenn er wieder zu viel redete, versuchte ich ihn zu bremsen und sagte: »Du, das sind jetzt viele negative Gedanken von dir, ich möchte nicht über so etwas sprechen.« Er ignorierte meine Anmerkungen nicht nur, es wurde darüber hinaus immer schlimmer mit seinem Verhalten, und eines Abends eskalierte die Situation: Wie schon öfter zuvor, begann er auch, mich zu kritisieren: warum ich in die Langzeittherapie wolle, warum ich die und die Medikamente schlucken und warum ich nicht arbeiten gehen würde. Gleichzeitig sprach er davon, dass wir zusammen in eine WG ziehen und gemeinsam in den Urlaub fahren könnten. Ich ließ das alles über mich ergehen, bis er endlich nach Hause ging, denn ich hatte Angst, er könne körperlich aggressiv werden.

Am nächsten Tag schrieb ich Stefan eine Nachricht:

Lieber Stefan,

ich verstehe, dass du gerade Stress und kein Geld hast und die Welt dir übel mitgespielt hat. Das tut mir wirklich leid und du hast mein Mitgefühl. Aber: Du hattest mir (mehrmals) versprochen, mich nicht mehr zuzutexten und dich in meine Sachen einzumischen und machst es trotzdem hartnäckig immer weiter. Ich habe mir in letzter Zeit viele Gedanken über unsere Freundschaft gemacht und bin zu dem Schluss gekommen, dass mir unser Kontakt nicht gut tut. Gestern hast du mich wieder angegriffen, scharf kritisiert und mit negativen Sachen zugetextet. Ich hatte große Probleme, die Nerven zu behalten. Danach war ich so aufgewühlt, dass ich die ganze Nacht nicht schlafen konnte. So behandelt man Freunde nicht. Du bist auch in letzter Zeit deutlich aggressiver und streitlustiger geworden, das hat mir gestern, um ehrlich zu sein, fast ein bisschen Angst gemacht. […] Nun ist aber der Punkt gekommen, wo ich es nicht mehr mitmachen kann, weil mir einfach die Energie fehlt. Ich habe wirklich eigene, ernsthafte Probleme und muss nach mir schauen, so wie du auch. Es ist wirklich schade, aber ich wünsche mir von einem Freund einfach deutlich mehr Respekt und Rücksichtnahme. Ich hoffe, das Studium wird dir Freude machen und du findest eine tolle Frau. Ich wünsche dir, dass du deinen Platz in der Welt findest und glücklich wirst. Und danke für das leckere Essen! Ich werde die positiven Momente in Erinnerung behalten. Ich hoffe, du bist mir nicht böse und allzu enttäuscht.

Seine Reaktion fiel wesentlich unreflektierter aus, er machte mir deutlich, dass er sich über WhatsApp über so etwas nicht austauschen wolle, dass ich ihm nicht auf die Nerven gehen solle und ich seine Wahrheiten nicht hören wolle. Anschließend kam er noch einmal bei mir vorbei und entschuldigte sich, sagte, er wolle sich ändern. Das ließ ich auf mich wirken und entschloss mich trotzdem für die folgende Nachricht an ihn:

Stefan, ich habe ernsthaft darüber nachgedacht, dir nochmal eine Chance auf unsere Freundschaft zu geben. Es hat mich gefreut, dass du dich entschuldigt hast und ich glaube dir, dass es dir wirklich leid tut. Das Problem ist, dass du mich letzte Woche sehr verletzt hast. Du wurdest unausstehlich, streitlustig, beleidigend, aggressiv und gingst weit über meine Grenzen hinaus. Ich habe zwei Nächte schlecht geschlafen wegen dir und fühlte mich furchtbar und bekam psychotische Symptome. Und, es ist leider so, dass du dich schon mehrmals entschuldigt hast und dann DOCH wieder genauso weitergemacht hast wie davor. Ich möchte das nicht mehr. […] Ich schlage vor, du bekommst erst mal dich und dein Leben auf die Reihe. Vielleicht können wir danach wieder Freunde sein, aber jetzt brauche ich etwas Abstand, um das Ganze zu verdauen und mich zu sortieren. Du solltest in Zukunft darauf achten, deine Mitmenschen (insbesondere deine Freunde!) mit mehr Respekt zu behandeln. […] Lass uns in einem halben Jahr nochmal sprechen. Bis dahin, alles gute Stefan.

Daraufhin folgte eine kleine psychotische Episode, nach etwa zwei Tagen ging es mir besser. Ich war vollkommen fixiert auf Stefan, seinen Namen, sein Verhalten. Er durchdrang meine Gedanken und ich hatte Angst, dass er aufkreuzt und mir etwas antut. Stefan schrieb mir, er verstehe es und akzeptiere meine Entscheidung. Trotz mehrerer Versuche seinerseits, erneut an unsere Freundschaft anzuknüpfen (so als wäre nichts gewesen), blieb ich bei meiner Entscheidung. Seitdem ist Funkstille und die Freundschaft ist bis auf Weiteres beendet. Also: Wahren Sie Ihre Grenzen und achten Sie auf Ihre Bedürfnisse. IHRE Gesundheit hat Priorität! Meine Psychologin sagte einmal dazu: »Sie müssen die Stinkstiefel aus Ihrem Leben aussortieren.«

7.2 Familienbande

Die folgenden Inhalte sind natürlich nicht nur für die Angehörigen von an Schizophrenie Erkrankten relevant, auch für die Freunde. Jedoch sind Familienmitglieder meist noch näher dran an den Erkrankten, darum sei auf diese das Hauptaugenmerk gelegt. Schizophrenie ist für das familiäre Netzwerk des Betroffenen eine große Herausforderung, das gleichzeitig für die Genesung sehr wichtig ist. Wer einsam ist und kaum oder keinen Kontakt zur Familie hat, hat es viel schwerer, einen Ausweg aus der Krankheit zu finden. Sollten Sie mit Familienmitgliedern zerstritten sein – versuchen Sie, diesen Streit beizulegen. Dafür müssen nicht in erster Linie Sie selbst in die Bresche springen, auch hier handelt es sich um die Zusammenarbeit zwischen zwei Parteien. Aber um komplexe verfahrene Situationen erkennbar zu machen, könnten Sie vielleicht damit beginnen, therapeutische Briefe an Ihre Familienmitglieder zu schreiben, die Sie aber erst einmal nicht abschicken. Das kann ein erster Schritt zur Heilung des Netzwerks sein. Ein meiner Leitsätze, der, weil religiös geprägt, für mich oft wegweisend war, war dieser hier: »Seid aber untereinander freundlich und herzlich und vergebt einer dem andern, wie auch Gott euch vergeben hat in Christus« (Epheser, 4,32; Lutherbibel, 2017).

7.2.1 Vorwürfe und Hilflosigkeit

Eine wichtige Botschaft, gerade wenn Sie ein Elternteil sind: Sie haben nichts falsch gemacht! Schuldgefühle haben keinen Nutzen, also quälen Sie sich nicht damit. Schizophrenie ist eine multifaktorielle Erkrankung und ein Gemisch aus Genetik, Umwelteinflüssen und der individuellen Biografie des erkrankten Menschen. Ein paar der Menschen auf der Welt »erwischt« es einfach, das gilt es erst einmal zu akzeptieren und sich auf die Lösungen zu konzentrieren, statt in der Vergangenheit nach dem zu graben, was alles schief gelaufen sein könnte.

Meine Mutter hat sich im Laufe der Jahre viele Vorwürfe gemacht und sich sehr hilflos gefühlt. Sie musste mit ansehen, wie ihr Kind leidet, und war machtlos dagegen. Sie war frustriert und teilweise wütend, das gipfelte in unreflektierten Aussagen wie: »Warum tust du dir das an?«, »Warum klickst du die Gedanken nicht einfach weg?«, »Reiß dich doch zusammen!«. Ich weiß, dass sie das nicht böse meinte, aber in vielen Fällen ist die letzte Aussage leider oft ernstgemeint. Das, liebe Angehörige, hilft gar nicht. Im Gegenteil: Sie suggerieren Ihrem Gegenüber damit, dass es allein in seiner Macht liegt, die eigene Lage zu verbessern, und tun ihm dabei nichts Gutes. Denn daraus filtert vor allem ein Mensch mit Schizophrenie nur das eigene Versagen. Genauso gut könnten Sie jemandem mit gebrochenem Bein dazu animieren, einen 100-Meter-Lauf zu absolvieren.

7.2.2 High expressed emotions

Problematisch sind die sogenannten »high expressed emotions«, also hoch emotionale Kommunikation und Gefühlsausbrüche unter Wut oder Angst (wie das Beispiel meiner Mutter zeigte). Für Menschen mit Schizophrenie, die in der Regel sehr sensibel und verletzlich sind, sind diese emotionalen Ausbrüche ein großes Problem und eine Zusatzbelastung zu den schon vorhandenen, psychotischen Symptomen. Versuchen Sie bitte wohlwollend, empathisch und gelassen mit Ihrem Gegenüber zu kommunizieren. Wenn Sie das gerade nicht können, sagen Sie es: »Ich möchte dich verstehen, bin aber aktuell nicht dazu in der Lage!« Das signalisiert, dass auch Sie selbst gerade Schwierigkeiten mit der Situation haben und macht Ihre Gefühle transparent.

Wenn es gar nicht geht, verlassen Sie die Situation physisch: »Ich brauche kurz Raum für mich, wir sprechen aber später darüber.« Letztlich sind verbale Ausbrüche aufgrund von Sorge und Hilflosigkeit oftmals auch ein Zeichen dafür, dass man sich dem Gegenüber sehr verbunden fühlt – das gilt es allerdings, deutlich zu machen.

7.2.3 Gelassen begleiten

Ich berichtete von Susi, die häufig sagte, sie würde mich »gelassen begleiten«. Das beinhaltet nicht, dass Sie immer ein offenes Ohr für Ihr Gegenüber mit Schizophrenie haben müssen, immer verständnisvoll und ausgeglichen zu sein haben. Auch für Sie als Angehöriger ist es eine große Belastung, und auch Sie kommen an Ihre Grenzen. Versuchen Sie daher eher, für »Ihren Angehörigen da zu sein«, das kann auch einfache physische Anwesenheit bedeuten (wenn Sie es aushalten; nimmt es Sie zu sehr mit, müssen auch Sie auf Ihre Gesundheit achten). Sagen Sie ihm, dass alles in Ordnung ist, dass er bei Ihnen einen »safe space« hat. Wie bereits geschildert, kann ein kleiner gemeinsamer Spaziergang ausreichen, auch in völliger Stille. Es geht um das Signal: »Ich nehme dich auch in deinem Leid an.« Erzählt Ihr Herzensmensch Ihnen etwas über seine Wahngedanken, die für Außenstehende niemals wirklich nachvollziehbar sein können, genügt es, zuzuhören. Sie müssen sich nicht in endlosen Ausführungen darüber ergehen, warum dies oder jenes nicht logisch sein kann. Sprich: In kleinen Gesten kann schon eine große Wirkung liegen, in Gelassenheit und Ruhe die Möglichkeit für Menschen mit Schizophrenie, selbst zur Ruhe zu kommen.

Um »Ruhe« als Stichwort noch einmal aufzugreifen: Reizabschirmung kann für Menschen mit Schizophrenie phasenweise genauso wichtig sein wie die Animation zu Aktivität. Insbesondere während der Negativsymptomatik haben sie ein hohes Bedürfnis danach, denn sie brauchen viel Zeit für sich, um die vielen Reize des Lebens zu verarbeiten. Bitten Sie Ihr Gegenüber, das deutlich zu machen, wenn es so weit ist – Sie können ihm nicht alle Bedürfnisse an den Augen ablesen.

7.2.4 Verantwortung übergeben

So schwer es manchmal fallen mag, eines müssen Sie sich für Ihre eigene seelische Gesundheit klar machen (sofern Ihr Angehöriger erwachsen ist): Ihr Gegenüber ist für sein Glück und seine Gesundheit selbst verantwortlich. Natürlich möchten Sie (fast) alles dafür tun, diesem Menschen zu helfen, aber Sie können ihn/sie nur begleiten, nicht heilen. Ihr geliebter Mensch muss seinen eigenen Weg gehen, Sie können ja nicht dauerhaft an seiner Seite sein, und der Wunsch, autonom durchs Leben gehen zu können, ist auch bei schizophrenen Personen teilweise unsagbar groß. Auch an dieser

Stelle gilt zudem: Es ist wichtig, dass Sie Ihre eigenen Grenzen achten und sich nicht überfordern. Es bringt nichts, wenn alle gemeinsam in den Abgrund stürzen; wenn Sie selbst ausbrennen, können Sie niemandem helfen, keiner hat etwas davon.

Verantwortung zu übergeben kann schon heißen, dass Sie, sofern Sie sich Lebensraum teilen, Ihrem Angehörigen einfache Aufgaben zuteilen, wie Staubsaugen, Aufräumen, Wäsche und Abwasch erledigen, Medikamente einteilen oder Einkaufen. Das wird ihn/sie von der Fixierung auf das Seelenleben ablenken und sorgt für etwas mehr Selbstwirksamkeit.

7.2.5 Experte für die Krankheit werden

Mit »Experte« ist hier natürlich nicht gemeint, dass Sie sich umfassende medizinisch-psychologische Kenntnisse über das Krankheitsbild Schizophrenie aneignen müssen. Sie können auch Experte im Kleinen werden, indem Sie Informationen über Schizophrenie über das Internet, Foren oder Fachbücher einholen, und das ist im Grunde am Nützlichsten für Sie selbst, denn Ihr Gegenüber ist sicherlich bereits in therapeutischer Begleitung. Verständnis für das Krankheitsbild zu haben, kann Ihnen persönlich aber helfen, Ihr Gegenüber besser zu verstehen und sich nicht permanent hilflos zu fühlen. Sie können Ihren Angehörigen auch beim Besuch zum Psychiater begleiten oder das gemeinsame Gespräch mit dem behandelnden Arzt suchen, wenn Ihr Angehöriger in einem Krankenhaus ist. Diese Gespräche helfen auch, um das weitere Voranschreiten der Genesung im Blick zu behalten. Sie müssen diesen Weg nicht allein gehen.

7.2.6 Klinikaufenthalte und Gefährdung

Sie können versuchen, die Krankheit Ihres Mitmenschen möglichst von zu Hause aus zu begleiten. In manchen Situationen kann das aber grenzwertig werden, zum Beispiel, wenn Ihr Angehöriger Medikamente verweigert, nicht mehr schlafen kann, fremdaggressiv reagiert (über verbales hinaus) oder konkrete Pläne äußert, sich etwas anzutun. Problematisch ist auch eine fehlende Krankheitseinsicht seitens der betroffenen Person. Wenn auch der gemeinsame Besuch beim Psychiater keine Verbesserung der Lage bringt, wird es Zeit, sich umfassendere Hilfe zu holen. Versuchen Sie, Ihrem Angehörigen einen Klinikaufenthalt nahezubringen. Dort arbeiten Profis. Sie können Ihren Angehörigen jederzeit besuchen, und vor allem: Es ist vorübergehend.

8 Klinikaufenthalte meistern

Dieses Kapitel dient als ein Leitfaden, um Psychiatrieaufenthalte zu meistern. Es soll Ihnen helfen, sich gut darauf vorbereiten zu können und auch während der Zeit in einer psychiatrischen Institution Orientierung zu finden, insbesondere wenn Sie noch nie in einer Psychiatrie waren. Am Anfang steht immer die Krankheitseinsicht: Akzeptieren Sie, dass Sie ein Problem haben und Hilfe brauchen. Die Psychiatrie ist manchmal kein schöner Ort, aber akute Krisen können einen Aufenthalt nun einmal notwendig machen, vor allem bevor etwas Schlimmeres passiert.

Einige Inhalte werden Ihnen bereits bekannt vorkommen, es ist aber durchaus wichtig, spezielle Aspekte wie Sozialkontakte oder Freizeitaktivitäten auch noch einmal im Kontext des psychiatrischen Aufenthalts aufzuführen. Folgen Sie mir nun kurz auf einem Rundgang durch den Klinikalltag. Und keine Sorge – es wird Ihnen sicher bald besser gehen!

▸ *Ankommen*

Gehen Sie die Eingewöhnung mit Ruhe an. Mir half oft folgender Gedanke, gerade, wenn eine Krise noch frisch war: »Ich habe das Gefühl, in einer Geisterbahn zu sitzen. Aber in meinem Wagen bin ich sicher, mir kann nichts passieren. Und irgendwann wird die Fahrt vorbei und ich wieder zu Hause sein.« Versuchen Sie zu akzeptieren, dass Sie *jetzt* im Moment hier sind, in einer geschützten Umgebung, in der Sie zur Ruhe kommen und Ihre Probleme in den Griff bekommen können. Und mit großer Wahrscheinlichkeit werden Sie nach dem Aufenthalt deutlich stärker sein, als Sie es vorher waren. Machen Sie sich mit Ihrem Zimmer vertraut, packen Sie Ihre Tasche aus und deponieren alles in Schränken und Nachtkästen, sodass Sie sich eine aufgeräumte Umgebung schaffen, in der alles seinen Platz hat (Ihre Wertsachen können Sie, wenn Sie mögen, bei den Pflegern abgeben).

In der Regel haben Sie am ersten Tag ein Aufnahmegespräch mit dem Stationsarzt. Reden Sie sich alles von der Seele, was Sie erlebt haben und was in Ihrem Kopf vorgeht. Nur wenn er alles weiß, kann er sich ein umfangreiches Bild von Ihrem Zustand machen. Atmen Sie dann durch, ruhen Sie sich vom Stress der letzten Tage und Stunden aus. Wenn Sie ein Handy dabeihaben, kontaktieren Sie Freunde und Angehörige. Danach erkunden Sie die Station. Machen Sie sich mit den Räumlichkeiten vertraut, Ihr Pfleger wird Ihnen alles zeigen. Merken Sie sich, wo Ihr Zimmer, die Küche, die Toiletten und gegebenenfalls der Raucherbereich sind.

► *Pflegepersonal*

Die Pfleger sollen dafür sorgen, dass es Ihnen bald besser geht. Wenn Sie sich unwohl fühlen, fragen Sie einen Pfleger, ob er oder sie gerade Zeit für ein Gespräch hat. Versuchen Sie, sich nach und nach die Namen einzuprägen, um bei Bedarf den Wunsch nach konkreten Ansprechpartnern äußern zu können und um Nähe zu schaffen. Folgen Sie immer den Anweisungen des Personals und verweigern Sie keine Medikamente (die Medikation klären Sie mit Ihrem Arzt). Blutdruckmessungen, EKG und Blutabnahmen können Sie mit Geduld hinnehmen; sie sind notwendig und es passiert Ihnen nichts Schlimmes.

Versuchen Sie Verständnis dafür zu haben, dass das Personal aufgrund von Überlastung manchmal gestresst ist. Eine aggressive Gegenreaktion ist wenig konstruktiv, eher hilft das Wissen, dass ablehnend wirkendes Verhalten des Klinikpersonals absolut nichts mit Ihnen zu tun hat. Wenn Sie etwas benötigen, zum Beispiel einen Termin beim Psychologen, dann dürfen Sie auch mehrmals danach fragen, wenn die zuständigen Pflegekräfte es vergessen haben sollten. Sie sind hier, damit Ihnen geholfen wird, und darauf haben Sie auch ein Recht. Bilden Sie zusammen mit Ihren Betreuern ein Team.

► *Arztgespräche und Visiten*

Ganz wichtig ist: Vertrauen Sie den Ärzten und lügen Sie sie niemals an. Wenn Sie schlechte Gedanken haben, kommunizieren Sie sie möglichst offen. Wie schon erwähnt: Die Ärzte können nicht in Ihren Kopf schauen und sind darauf angewiesen, dass Sie möglichst gut artikulieren können, was sich gerade in Ihnen abspielt, um Ihnen möglichst umfassend helfen zu können. Verschweigen Sie nichts, weil Sie sich dadurch einen Vorteil, zum Beispiel bei Ihrer Ausgangsregelung, versprechen. Manche Ärzte sind sympathischer, manche weniger, aber sie alle sind dazu da, dass es Ihnen besser geht. Auch die Namen der Ärzte sollten Sie sich gut merken. Ein bis zwei Mal die Woche gibt es eine Visite, während der jeder Patient mit dem Behandlungsteam (den Ärzten und Pflegern) den aktuellen Gesundheitsstand bespricht. Auch Ausgangsregelungen und Medikation werden besprochen. Sie brauchen keine Angst vor der Visite zu haben. Machen Sie sich auch hier wieder klar, dass das Personal dazu da ist, um Ihnen zu helfen, nicht um Sie zu testen. Wenn Sie sehr nervös sind, machen Sie sich Notizen vor der Visite, damit Sie nichts Wichtiges vergessen, was Sie besprechen wollen.

▸ *Medikamente*

In der Regel entscheiden am Ende Sie, was Sie schlucken wollen. Besprechen Sie mit Ihrem Arzt auf Augenhöhe, ob und wie die Medikation angepasst werden soll. Sehen Sie die Vorschläge der Ärzte als Empfehlung und argumentieren Sie, wenn Sie anderer Meinung sind. Sie sind für Ihre Gesundheit verantwortlich, die Ärzte sollen Sie dabei unterstützen.

▸ *Therapien*

Lassen Sie es langsam angehen und fügen Sie Therapien nach und nach zu Ihrem Wochenplan dazu. Therapien sind für Ihren Genesungserfolg sehr wichtig, insbesondere die sportlichen. Wenn Frühsport angeboten wird, nehmen Sie diesen wenn möglich wahr; er hilft Ihnen, Tagesstruktur zu wahren und lässt Sie sich in Ihrem Körper besser fühlen. Kunst, Musik und Gesprächsgruppen helfen Ihnen, weiter und kreativer an sich zu arbeiten und sich vor allem immer wieder bewusst zu machen, dass es Menschen gibt, denen es ähnlich geht wie Ihnen. In Psychoedukationsgruppen erhalten Sie bei Bedarf mehr Hintergrundwissen zur Erkrankung »paranoide Schizophrenie«.

▸ *Mitpatienten*

Eine gute Patientengemeinschaft kann eine große Hilfe sein. Versuchen Sie nach ein paar Tagen, vorsichtig einzuschätzen, wer

Ihnen gut tut und wer nicht. Machen Sie einen Bogen um die letztgenannten Menschen. Manche Patienten wollen Ihnen vielleicht Geschenke machen, um Einfluss auf Sie auszuüben, andere freuen sich ehrlich darüber, Süßigkeiten mit Ihnen zu teilen, weil sie Sie mögen. Vertrauen Sie Ihrer Menschenkenntnis. Wenn Sie jemand pausenlos mit Monologen überhäuft, sagen Sie unbedingt (!) »Stopp, ich will grad nicht reden« oder »Tut mir leid, aber ich brauche jetzt gerade etwas Ruhe«. Wenn das nicht hilft, verlassen Sie die Situation, im äußersten Notfall wenden Sie sich an das Pflegepersonal. Denken Sie daran: Sie müssen ausreichend Energie für Gespräche haben, und wenn dem nicht so ist, sprechen Sie es aus, ohne Angst davor zu haben, jemanden zu verletzen oder zu enttäuschen. *Ihr Wohlbefinden hat oberste Priorität, darum sind Sie hier.* Versuchen Sie nicht, es allen recht zu machen. Lassen Sie sich vor allem nie von der Negativität oder Aggressivität mancher Patienten runterziehen, umgehen Sie auch solche Situationen bzw. Kontakte. Wenn Sie jemanden besser kennenlernen möchten, bleiben Sie dran, manchmal entstehen hier wunderbare Freundschaften. Suchen Sie sich Mitstreiter auf Ihrem Weg in die geistige Gesundheit! Es tut gut, sich mit anderen über Probleme auszutauschen und ein bisschen zu tratschen. Sie können nach Beruf, Familie, Diagnose, Hobbys und Zukunftsplänen fragen – aber seien auch Sie nicht aufdringlich und nehmen Sie Rücksicht auf Ihre Gesprächspartner, wenn diese gerade nicht reden wollen. Im Zweifelsfall fragen Sie nach: »Hey, hast du gerade Lust zu sprechen?«

Manche Patienten sind sehr schwer krank, aber Sie können und müssen nicht allen helfen. Versuchen Sie, sie in Ihrem Leid anzunehmen, wie sie sind; Sie können versuchen, ein Licht in ihnen zu sehen: »Namaste«, wie es im Sanskrit heißt, »Das Licht in mir sieht das Licht in dir«.

Wenn es um Liebesbeziehungen im Klinikkontext geht, gestaltet sich das Ganze etwas komplizierter; wenn beide Partner psychisch beeinträchtigt sind, kann das durchaus hohes Konfliktpotenzial bergen, getreu dem Motto »Zwei Ertrinkende ziehen sich gegenseitig unter Wasser!«. Aber auch hier gilt: Probieren Sie es aus. Niemand kann Ihnen Erfahrungswerte verbieten.

► *Engelsgeduld*

Sehen Sie den Psychiatrieaufenthalt als Chance, Geduld zu üben, eine wichtige Tugend, die es zur Genesung braucht. Nehmen Sie Ihre Zeit hier wie einen Aufenthalt in einem Kloster, Ashram oder Detox-Retreat. Seien Sie geduldig mit der Eingewöhnungsphase, mit der Gewöhnung an Verpflegung, Personal und Mitpatienten, seien Sie geduldig, wenn Sie auf den Arzt oder Ihren Besuch warten, und vor allem: Seien Sie geduldig mit sich selbst. Sollten Sie Raucher sein, dann verbinden Sie geduldiges Warten auf etwas mit einer Zigarette. Ja, mir ist durchaus bewusst, dass das Entspannungsgefühl beim Rauchen eine Illusion des Suchthirns und es sehr schädlich ist. Aber in der Psychiatrie aufhören zu wollen, ist keine gute Idee. Aufhören können Sie, wenn Sie mehrere Wochen stabil sind und sich zu Hause und in Ihrem Leben wieder zurechtfinden. Aber der ohnehin schon bestehenden Unruhe durch eine neue Umgebung noch eine weitere hinzuzufügen, wäre nicht wirklich ratsam.

► *Seelsorge*

In manchen Kliniken können Sie Termine mit einem Seelsorger vereinbaren, Sie müssen dafür nicht gläubig sein. Es ergeben sich noch einmal andere Arten von Gesprächen als die rein therapeutischen, was durchaus interessante Perspektivenwechsel mit sich bringen kann. Seelsorger:innen unterliegen, wie auch Ärzt:innen, der Schweigepflicht.

► *Aktivitäten*

Durch die therapeutische Konfrontation mit Ihren Gedanken, Gefühlen und Ihrem gesamten Krankheitsbild kann es durchaus sein, dass Sie vermehrt in Grübeleien verfallen. Das ist im Klinikkontext auch besser als allein zu Hause, denn Sie haben die Möglichkeit, dies direkt zu besprechen. Trotzdem ist es auch in Zeiten eines klinischen Aufenthaltes gut und wichtig, sich mit (kreativen) stabilisierenden Aktivitäten beschäftigt zu halten. Ich liste einige davon auf, manche haben Sie schon kennengelernt:

- Lesen
- Musik oder Hörbücher
- Malen oder Zeichnen

- Fernsehen
- Radio hören
- Tagebuch schreiben oder Gedichte verfassen
- Meditation oder Achtsamkeitsübungen
- Kreuzworträtsel oder Sudokus
- Handarbeiten wie Stricken oder Häkeln
- mit anderen Patienten Gespräche führen oder Spiele spielen
- Puzzles oder Lego
- Fotografieren
- Podcasts hören oder selbst aufnehmen
- Origami falten oder andere Bastelprojekte
- Online-Kurse belegen (z. B. Sprachen lernen)
- Planung von zukünftigen Aktivitäten oder Zielen
- Singen
- Sport machen (wenn es zum Beispiel ein Fahrradergometer oder ein Fitnessstudio in Ihrer Klinik gibt)
- einen Spaziergang unternehmen

► *Körperpflege und Kleidung*

Es klingt banal, aber viele Patienten haben Probleme mit regelmäßiger Körperpflege, wenn die Umstände sehr herausfordernd sind. Wenn Sie aber äußerlich gepflegt sind, wird sich auch Ihr Inneres besser fühlen und Sie machen einen besseren Eindruck auf andere. Duschen Sie also regelmäßig und achten Sie darauf, immer genug saubere Wäsche zu haben. Auf den meisten Stationen stehen Waschmaschinen bereit. Wenn es Ihnen zu schwierig erscheint, fragen Sie Mitpatienten oder Pfleger. Diese werden Ihnen dabei helfen.

► *Essen und Trinken*

Ganz wichtig: Trinken Sie ausreichend Wasser. Genießen Sie Ihr Essen und essen Sie langsam und bewusst, auch wenn die Mahlzeiten nicht hervorragend sind. Übertreiben Sie es nicht mit Kaffee oder Energy Drinks – beides kann die benötigte innere Ruhe beeinflussen. Vernachlässigen Sie Vitamine in Form von frischem Obst oder Gemüse nicht. Darüber hinaus: Essen Sie, was Ihnen guttut, sofern Sie von medizinscher Seite aus keine anderen Vorgaben bekommen. Sich im klinischen Umfeld auf eine selbstverordnete Diät zu setzen, kann genauso stressig sein wie Nikotinentzug. Sie können die Mahlzeiten auch wie kleine Events mit Mitpatienten gestalten, mit denen Sie sich gut verstehen: Stellen Sie sich vor, Sie sind mit ihnen in einem Restaurant verabredet und machen so die alltägliche Versorgung zu einem außergewöhnlichen Ereignis, auf das Sie sich freuen können.

► *Umgang mit negativen Gedanken im Klinikalltag*

Das Folgende haben Sie schon in Kapitel 3.2.4 »Wahn erkennen und Realitätsanpassung erlernen« gelesen, jedoch möchte ich Ihnen noch einmal in Erinnerung rufen, welche möglichen Powersätze Sie auch im Klinikalltag wieder zurück »auf die Erde« holen können. Denn gerade hier überschlagen sich die Gefühle häufig. Nehmen Sie negative Gedanken und Wahnideen geduldig wahr und versuchen Sie, sich immer wieder freundlich in die Realität zurückzuholen: Was ist *jetzt?* Was kann ich sehen und anfassen, was ist *real?* Wenn Gedanken zu Beziehungsideen kommen (Hat diese Fernsehsendung etwas mit mir zu tun? Ist das eine versteckte Botschaft?), versuchen Sie diese zu ignorieren. Wenn das nicht funktioniert, stehen Ihnen folgende Überlegungen zur Seite:

- Das hat nichts mit mir zu tun.
- Dafür gibt es keine Beweise.
- Stopp! Psychose!
- Das kann man auch anders sehen.
- Das ist nicht hilfreich.
- Davon hängt mein Leben nicht ab.
- Da mache ich mir ein anderes Mal Gedanken darüber.

Das Beispiel »Davon hängt mein Leben nicht ab« konnte ich auf vieles während meiner Klinikaufenthalte anwenden:

- Ich habe nicht mal Energie, das Radio einzuschalten. - Davon hängt mein Leben nicht ab.
- Jemand könnte mir meine Zigaretten aus dem Nachtkasten stehlen! - Davon hängt mein Leben nicht ab.
- Der Pfleger hat mich gerade komisch angeschaut. - Davon hängt mein Leben nicht ab.
- Was ist, wenn ich mich heute nicht so gut mit meiner Therapeutin austauschen kann? - Davon hängt mein Leben nicht ab.

▶ *Medienkonsum*

Handys und Laptops bieten uns eine Vielzahl an Ablenkungs- und Unterhaltungsmöglichkeiten. Sie ermöglichen es uns auch, zu kommunizieren und in Kontakt mit Freunden und Familie zu sein. Allerdings können zum Beispiel zusätzliches »Doomscrolling« (das übermäßige Konsumieren schlechter Nachrichten) oder aggressive Filminhalte sehr belastend sein. Was mir häufig Ruhe brachte, war entspannende Musik (Klassik, Blues, Meditationsmusik), aber auch Naturgeräusche. Auch »leichtfüßige« Serien auf Streaminganbietern oder in Mediatheken können helfen, sich von belastenden Gedanken oder stressigen Tagen abzulenken, ohne dass dafür viel Energie aufgewendet werden muss.

▶ *Papierkrieg*

Haben Sie Geldsorgen oder Ärger mit den Behörden? In der Regel gibt es in den Kliniken Sozialarbeiter, die sich genau darum kümmern; Sie haben ein Recht auf diese Hilfe. Nutzen Sie die Gelegenheit und arbeiten Sie das, was Sie zu Hause vielleicht allein nicht schaffen, unter Zuhilfenahme professioneller Fachkräfte hier ab.

▶ *Routinierte Entschleunigung*

Neben den unter »Medienkonsum« aufgeführten Tipps können Teilnahmen an Angeboten der Klinik hilfreich sein, um wieder besser in sich ruhen zu können: Bewegungstherapie, Yoga, Progressive Muskelrelaxation, Qi-Gong etc. Fragen Sie nach oder schauen Sie auf Ihren Therapieplan. Wichtig ist auch, erst ins Bett zu gehen, wenn man schläfrig ist, und täglich um dieselbe Uhrzeit aufzustehen. Routinen können sehr hilfreich sein, wenn vieles aus dem Gleichgewicht geraten ist. Sie können zum Beispiel im Rahmen einer Morgenroutine auch kleine Tagebucheinträge verfassen oder einen Sonnengruß vollführen.

▶ *Besuch von und Kontakt mit Angehörigen*

Jeder Patient freut sich über Besuche, Chats oder Telefonate mit Angehörigen. Kommunikation tut Ihrer Seele gut, pflegen Sie Ihr soziales Netzwerk also weiter. Fragen Sie Freunde und Bekannte nach möglichen Besuchen, akzeptieren Sie aber auch, wenn jemand gerade keine Zeit hat oder davon erst einmal absehen möchte, weil er unsicher im Umgang mit Ihrer aktuellen Situation ist. Bei Gesprächen – in welcher Form auch immer – ist es wichtig, dass Sie auch weiterhin auf sich achten: Gibt es unaufgearbeitete Probleme in zwischenmenschlichen Beziehungen? Sind Konflikte in bestimmten Personenkonstellationen vorprogrammiert? Dann sehen Sie davon vielleicht lieber erst einmal ab. Ich selbst musste lernen, meine Gesprächspartner erst zu fragen, ob sie Energie dafür haben, mehr über meinen aktuellen Gefühlszustand zu erfahren. Genauso wie in manche Gespräche zunächst mit der Frage einzusteigen, wie es denn meinem Gegenüber so geht. Ich wollte meine Mitmenschen irgendwann nicht mehr dafür nutzen, um meine Probleme abzuladen, denn ich hatte ja wirkliches Interesse an ihrem Leben. Kommunikation ist ein Geben und Nehmen, das führte ich bereits an.

▸ *Wann ist es Zeit nach Hause zu gehen?*

In der Psychiatrie kann einem schnell die Decke auf den Kopf fallen und man sehnt sich nach dem eigenen Zuhause. Man möchte der Klink entkommen und vermutet, dass die eigenen vier Wände auch den Gesundheitszustand bessern können. Denken Sie in solchen Momenten aber bitte an die Motivation, mit der Sie ursprünglich in die Klinik gegangen sind. Sie werden natürlich wieder nach Hause können, nur ist vielleicht gerade jetzt nicht der passendste Moment dafür. Gehen Sie erst, wenn es Ihnen deutlich besser geht und üben Sie sich in Geduld. Sie sollten sich ausreichend stabil und normal fühlen. Hören Sie auf die Ärzte und überstürzen Sie nichts. Vereinbaren Sie mit Ihren Ärzten Heimurlaube und testen sie peu à peu, wie Sie sich in Ihrer alten Umgebung zurechtfinden. Und hüten Sie sich vor dem Gedanken: »Ja, JETZT habe ich es geschafft, ich bin ganz gesund.« Meistens geht es nicht so schnell. Akzeptieren Sie, dass es immer ein auf und ab ist und alles seine Zeit braucht. Akzeptieren Sie, dass es noch schwierige Momente geben wird, aber auch Fortschritte und Lichtblicke.

Ausblick

Statt eines klassischen Resümees als Schlussteil möchte ich mich auf einen praktischen Ausblick in Form konkreter Vorbereitungs- und Präventionsmaßnahmen für kritische Zustände konzentrieren. Ebenso werde ich noch einmal aufführen, welche Mantren mich immer wieder durch stressgeplagte Zeiten tragen.

Sollten Ihnen die Ausführungen in diesem Buch bis hierhin geholfen haben, können Sie jederzeit meinen Blog unter https://www.die-seele-will-gesund-werden.de aufsuchen. Auch dort schreibe ich über Bewältigungsstrategien, Krise als Chance, Bewegung, Ernährung, Glaube, Motivation und Einstellung, Krankheitsakzeptanz und vieles mehr.

▸ *Krisentasche und Krisenplan*

Um auf Situationen vorbereitet zu sein, in denen wir einen heftigen Rückfall oder einen unerwarteten psychotischen Schub erleiden, mit denen wir selbst nicht zurechtkommen, empfehlen sich die Hilfsmittel »Krisentasche« und »Krisenplan«: Befüllen Sie eine Tasche mit Sachen, die Sie für die ersten Tage in einer Klinik brauchen. Meine Liste sieht so aus:

- zweites Ladegerät fürs Handy
- eine Liste mit Kontaktnummern Ihrer Angehörigen (falls sie Ihr Handy verlieren)
- Kleidung
- ein Handtuch
- Duschgel, Deo, Shampoo, Zahnbürste und Zahnpasta
- ein Notizbuch und einen Stift

Die Krisentasche gibt Ihnen Sicherheit für Notfälle. Es tut gut zu wissen, dass man bei allem Unvorbereitetsein trotzdem irgendwie doch vorbereitet ist.

Der Krisenplan ist eine Anleitung für strukturiertes Handeln in einer psychischen Notsituation, sowohl für Sie als auch für diejenigen, die in akuten Situationen gerade an Ihrer Seite sind. Hängen Sie sich Ihren Krisenplan sichtbar in die Wohnung.

► *Frühwarnzeichen*

Achten Sie bitte auf folgende Frühwarnzeichen und werden Sie aktiv, wenn diese auftreten, oder bitten Sie andere, aktiv zu werden:

- Haben Sie Ihre Medikamenteneinnahme nicht mehr im Griff und kommen Sie durcheinander?
- Können Sie nicht mehr schlafen?
- Klappt es nicht mehr mit der Einnahme von Mahlzeiten?
- Haben Sie verstärkt psychotische Symptome wie Halluzinationen?
- Haben Sie starken Grübelzwang oder Gedankenrasen?
- Halten Sie es zu Hause nicht mehr aus?
- Bringt das Notfallmedikament keine Besserung?

► *Notfallkontakte*

- Notieren Sie die Nummern Ihrer engsten Angehörigen und rufen Sie diese an und fragen nach Hilfe.
- Notieren Sie die Nummern Ihrer Ärzte, Therapeuten, der psychiatrischen Institutsambulanz oder des sozialpsychiatrischen Dienstes sowie
- die Nummer eines Taxiunternehmens.

► *Wenn Selbst- oder Fremdgefährdung droht:*

- Ärztlichen Bereitschaftsdienst anrufen (116 117 in Deutschland)
- Polizei oder Notruf 112 wählen, wenn nötig
- Begleitung zur Klinik organisieren

Wenn gerade nichts akut ist, ist immer etwas präventiv. Darum ist wichtig zu wissen: Alle vier Jahre dürfen Sie bei Ihrer Krankenkasse oder der Rentenversicherung eine »medizinische Reha« oder »Kur« beantragen (Median Kliniken, 2025). Diese wird in speziellen Rehakliniken durchgeführt und dauert circa vier bis acht Wochen. Das Ziel einer Reha ist es, die Leistungsfähigkeit und Belastbarkeit eines Menschen nach einer schwerwiegenden Erkrankung wiederherzustellen, um nicht zuletzt auch eine drohende langfristige Arbeitsunfähigkeit oder Frührente zu vermeiden. In einer Reha gibt es, wie auch in psychiatrischen Kliniken, vielfältige (Gesundheits-)Angebote wie themenzentrierte Vorträge, Gesprächsgruppen, Gespräche mit Psychologen, Psychiatern und anderem therapeutisch tätigen Fachpersonal, Sportangebote, Kunst- und Ergotherapie, Ernährungsberatung etc.

► *Akzeptanz und positives Selbstgespräch*

Ich habe in diesem Buch mehrmals erwähnt, wie wichtig Geduld ist. Engelsgeduld mit uns selbst und liebevolle, nachsichtige Selbstfürsorge. Ich werde auch an dieser Stelle nicht müde, die Geduld zu betonen: Wer geduldig mit sich ist, übt sich in Selbstliebe und kann Herausforderungen und Rückschläge unter Umständen besser meistern: »Geduld beginnt mit einem Gefühl. Dieses Gefühl ist Hoffnung. Und mit diesem Gefühl kommt der Glaube, dass Gutes geschehen wird, wenn man sich den Veränderungen, die man vornehmen möchte, verpflichtet fühlt« (Taylor, 2023)[17]. Ja, leider sind wir nicht immer ganz gesund. Und ja, leider geht eine Verbesserung des eigenen Zustands und ein Genesungsprozess in der Praxis oftmals nicht so schnell, wie wir es gern hätten. Wir brauchen »Krankheitsakzeptanz«. Ich habe aus meinen Fehlern gelernt und kann mittlerweile akzeptieren, dass Rückschläge auf dem Weg der Genesung leider dazugehören. Den Spielraum in guten Phasen gilt es zu nutzen und Aktivitäten nachzugehen, von denen wir wissen, dass sie uns guttun, nicht zuletzt, um präventiv Kraft zu schöpfen für neue Herausforderungen. Wir sind auf der Reise, und Schatten werden kommen und gehen. Die Welt ist schön, und wir dürfen uns darin entfalten, ist das nicht wunderbar? Die Krankheit Schizophrenie ist Teil meines Lebens und meiner Geschichte, trotzdem erscheint mir alles lebens- und *er*lebenswert. Ich kann nicht alles leisten, was ich gerne leisten würde, aber ich kann in Phasen arbeiten, »kleine Brötchen backen«, ich kann Dankbarkeit für das, was ich habe, kultivieren.

17 »Patience begins with an emotion. That emotion is hope. And with that emotion comes a belief that if you stay committed to the changes you want to make, good things will happen.«

Wenn alles um mich herum dunkel ist, versuche ich mich an derart positiven Selbstgesprächen, die ich oftmals noch um folgende »Mantren« erweitere:

- Ich glaube, es geht mir deutlich besser, ich bin deutlich gelassener. Ich ruhe in mir. Mir geht es jeden Tag in jeder Hinsicht besser und besser.
- Ich werde beschützt und behütet.
- Ich bin mutig und zuversichtlich.
- Ich freue mich auf … (das Abendessen, das Theater, den Kinobesuch, den Spaziergang …).
- Ich bin okay.
- Heute wird ein guter Tag, ich fühle es ganz genau.
- Auf meiner Reise mache ich neue Erfahrungen, gute und schlechte. Aber sie alle helfen mir zu wachsen.
- Wenn ich zurückblicke, staune ich und verstehe, dass alles seinen Sinn hatte. Jede Schwierigkeit, jeder Rückschlag und jeder Erfolg waren Meilensteine auf meinem Weg.

Nun wird es Momente geben, in denen Sie keinen einzigen dieser Sätze rausbekommen, weil sich alles in Ihnen schlimm anfühlt. Sie können sich im positiven Selbstgespräch aber trainieren wie im Fitnessstudio. Versuchen Sie sich in schlimmsten Zeiten an einem kleinen Satz wie diesem: »Ich bin okay!« Sagen Sie ihn mehrmals hintereinander, vielleicht blicken Sie dabei auch in einen Spiegel und bekommen ein kleines Lächeln zustande? Oder Sie nutzen ein Tagebuch, um einen positiv formulierten Satz zu etablieren. Schreiben Sie ihn auf, wenn Ihnen das Aussprechen zu schwer fällt, und lesen Sie sich ihn so oft durch, wie Sie mögen.

Sie können sich in Danksagungen versuchen, diese zielen in eine ähnliche Richtung.

»Noch gibt es nicht allzu viele Studien dazu, wie sich Dankbarkeit auf den Körper auswirkt. Beim Thema Dankbarkeit und Psyche sind wir da schon weiter. In unseren Studien [so Dr. Lehr, Professor für Gesundheitspsychologie und Angewandte Biologische Psychologie von der Universität Lüneburg; Anm. des Verf.] haben wir festgestellt, dass vor allem Menschen, die stark zum Grübeln neigen, von Dankbarkeit profitieren. Bei ihnen führte ein fünfwöchiges Online-Dankbarkeitstraining dazu, dass sie weniger depressive Beschwerden und Ängste erlebten, und zwar dadurch, dass sie sich besser aus dem Kreislauf negativer Gedanken befreien und gleichzeitig ihre Resilienz stärken konnten. **Dankbarkeit ist also ein Gegenmittel für die Anhäufung negativer Gedanken und Sorgen**« (AOK, 2021; Hervorh. i. Orig.).

Hier einige Beispiele:

- Danke für meine (körperliche/aktuelle physische) Gesundheit.
- Danke für das Essen.
- Danke, dass ich genug Geld habe.
- Danke für meine Freunde.
- Danke für meine Gemeinde.
- Danke für meine Nachbarin.
- Danke für meine Kleidung.
- Danke für mein Zuhause.
- Danke für meine berufliche Perspektive.
- Danke für meinen Glauben.
- Danke dafür, dass ich in Frieden Leben darf.
- Danke für meine Kreativität.
- Danke für meine Talente und Begabungen.
- Danke für meine Gelassenheit.
- Danke für meine mentale Stärke.
- Danke für die Ärzte, Therapeuten und Pfleger.
- Danke für meine Musikinstrumente.
- Danke für die Natur.
- Danke für schwierige Zeiten.
- Danke für die Musik.
- Danke für die harten Lebenslektionen.
- Danke, dass ich am Leben sein darf.

Irgendwo las ich Folgendes, ohne die Quelle zuordnen zu können, aber die Aussage brannte sich tief in mein Gedächtnis: »Wir denken manchmal, ach ich muss mich erst besser fühlen, dann kann ich anfangen zu leben. Andersherum wird ein Schuh draus: Ich muss anfangen zu leben, dann fühle ich mich besser.« Und ist es nicht so? Was bleibt uns anderes übrig, als unser Leben in den Griff zu bekommen? Es gibt keine Alternative dazu. Holen Sie sich Ihre Belohnung für all die Strapazen und Mühen in Form besseren Wohlbefindens.

► *Die 5-Minuten-Versuchsstation*

Auch hier gilt es, im Kleinen einen Zustand des kurzen inneren Glücks zu finden, und wenn er nur drei Sekunden dauert. Hoffnung darf kurz sein, aber sie muss *da* sein. Wählen Sie eine Aktivität aus, die Ihnen früher Freude gemacht hat, wie zum Beispiel ein Buch lesen, Sport machen, ein Bild malen oder ein Instrument spielen. Setzen Sie sich einen Timer von fünf Minuten und beginnen Sie mit der Aktivität. Treffen Sie die bewusste Entscheidung, es völlig ergebnisoffen für fünf Minuten zu probieren. Wenn der Wecker klingelt, haben Sie nun die Möglichkeit aufzuhören, wenn Sie es wollen. Und wenn Sie nicht wollen, machen Sie weiter – zehn Minuten, zwanzig, dreißig … ist das nicht wunderbar?

► *Sich in Anti-Perfektionismus üben*

Haben Sie hohe Leistungsstandards und müssen alles perfekt machen? Setzen Sie sich unter hohen Erfolgsdruck, können aber Aufgaben nicht delegieren? Möchten Sie es den anderen beweisen? Sind Sie ständig dabei, sich zu optimieren, um kulturelle Normen zu erfüllen? Herzlichen Glückwunsch, dann geht es Ihnen so, wie es mir ging und teilweise immer noch geht. Über die »kleinen Brötchen« sprachen wir bereits, auch werden Ihnen hier Dinge bekannt vorkommen, von denen Sie bereits gelesen haben. Aber dieses Schlusskapitel ist das Kapitel der Mantren, darum seien Ihnen auch hinsichtlich Ihres eigenen Perfektionismusstrebens einige präsentiert. Bedenken Sie: Sie »ticken« nicht wie Menschen ohne Schizophrenie. Nehmen Sie diese am besten auch nicht als Maßstab, sondern setzen Sie Ihren eigenen:

- Ich muss nicht perfekt sein, »sehr gut« reicht auch.
- 80 Prozent genügen durchaus.
- Mein »Soll-Zustand« ist gerade nicht mein »Ist-Zustand«, ich versuche, dieses Bild abzugleichen und anzupassen.
- Mein »Jetzt« ist nicht mein »Immer«.
- »Scheiter heiter« (ein Motivationssatz aus dem Improvisationstheater).
- Ich muss nicht dreißig Aktivitäten ausüben, um mir und anderen zu beweisen, dass ich damit jonglieren kann. Lieber mache ich eine zu 100 Prozent.

- »Menschen machen Fehler, sonst gäbe es am Ende eines Bleistifts keinen Radiergummi« (Mo, der Barkeeper, aus den »Simpsons«).

Mit der Zeit werden Sie sich Ihre eigenen Strategien und Leitsätze erarbeiten. Wenn ich Sie bis dahin ein bisschen begleiten konnte und auch in Zukunft kann, freue ich mich sehr. Und der wichtigste Ausblick sei hier formuliert: Sie können es schaffen, da bin ich mir sicher. Die Seele will gesund werden.

Literatur

Akademie für Neuromentaltraining (2025). Neuroplastizität: Die Macht der Gedanken über das Gehirn. https://www.neuromentaltraining.com/neuro-blog/neuroplastizitaet-denken-gehirn/ (Zugriff am 11.11.2025).

Altvater, H. R. (2020). Stärkt Kampfsport die Psyche? Zusammenhänge zwischen der Ausübung einer Kampfsportart und dem Selbstwert sowie der Stressresilienz.Bachelorarbeit Sigmund Freud Privat Universität Wien. https://www.drsatow.de/tests/stress-und-coping-inventar/2020_Sport_Selbstwert_Stressresilienz_Altvater.pdf (Zugriff am 10.11.2025).

AOK (2020). Die Kraft der Stimme: Warum Singen glücklich macht und gesund ist. https://www.aok.de/pk/magazin/koerper-psyche/psychologie/singen-macht-gluecklich-und-ist-gesund/ (Zugriff am 11.11.2025).

AOK (2021). Mit Dankbarkeit zu mehr Selbstwert. Prof. Dr. Lehr, Universität Lüneburg. https://www.aok.de/pk/magazin/wohlbefinden/achtsamkeit/selbstwertgefuehl-steigern-durch-dankbarkeit/ (Zugriff am 11.11.2025).

BARMER (2021). Monkey Mind – Wenn wilde Affen im Kopf herumtoben. Presse-Newsletter – Gesundheit im Blick. https://www.barmer.de/presse/presseinformationen/newsletter-gesundheit-im-blick/monkey-mind-gedankenkarussell-1070100 (Zugriff am 11.11.2025).

Baronetti, T. (2012, 01). Maltherapie – Die Seele durch Bilder sprechen lassen. Paracelsus Magazin 1/2012. https://www.paracelsus.de/magazin/ausgabe/201201/maltherapie-die-seele-durch-bilder-sprechen-lassen (Zugriff am 11.11.2025).

Bäuml, J., Lambert, M. (2015). Psychosen – erkennen, verstehen, behandeln. Michelstadt: Verlag für Didaktik in der Medizin GmbH.

Bernhardt, K. (2017). Panikattacken und andere Angststörungen loswerden: Wie die Hirnforschung hilft, Angst und Panik für immer zu besiegen. München: Ariston.

Bundesinstitut für Arzneimittel und Medizinprodukte (BfArM) (2025). ICD-10-WHO. https://www.bfarm.de/DE/Kodiersysteme/Klassifikationen/ICD/ICD-10-WHO/_node.html (Zugriff am 05.11.2025).

Bundesministerium für Forschung, Technologie und Raumfahrt (2023). Schizophrenie: Regelmäßige Bewegung lindert Symptome. https://www.gesundheitsforschung-bmftr.de/de/schizophrenie-regelmassige-bewegung-lindert-symptome-17078.php (Zugriff am 10.11.2025).

Bundesmusikverband Chor & Orchester e. V. (2023). Positive Aspekte des Musizierens. https://frag-amu.de/publikation-positive-aspekte-des-musizierens/ (Zugriff am 11.11.2025).

Campbell, J. (2011). Der Heros in tausend Gestalten. Berlin: Insel.

Cirillo, F. (2018). The Pomodoro Technique: The acclaimed time-management system that has transformed how we work. New York: Currency/Crown Publishing Group.

Coaching und Training Akademie (o. J.). Konsensrealität. https://cta-muenchen.de/infothek/glossar/konsenswirklichkeit/ (Zugriff am 11.11.2025).

Duden (2025). Konsens. https://www.duden.de/rechtschreibung/Konsens (Zugriff am 11.11.2025).

Dworschak, P. (2019). Gelbe Liste: Schizophrenie. https://www.gelbe-liste.de/krankheiten/schizophrenie (Zugriff am 05.11.2025).

Ekberg, S. (2020). Top 10 gesunde Lebensmittel, die Sie essen müssen. Youtube. https://www.youtube.com/watch?v=F7gDIshc-S0 (Zugriff am 10.11.2025).

Ferris, T. (2017, 05 15). Fear-setting: The most valuable exercise I do every month. https://tim.blog/2017/05/15/fear-setting/ (Zugriff am 11.11.2025).

Flad, C. (o. J.). Freuds Theorie der Träume und neuere Entwicklungen. https://www.psychoanalyse-aktuell.de/artikel-/detail?tx_news_pi1%5Baction%5D=detail&tx_news_pi1%5Bcontroller%5D=News&tx_news_pi1%5Bnews%5D=147&cHash=b1b75e94fa16622f3364e728a7c14f97 (Zugriff am 11.11.2025).

Frerichs, T. (2021). Bekannte Texte predigen: Gelassenheitsgebet von Reinhold Niebuhr. Pastoralblätter, 3, 246–250. https://www.herder.de/pb/hefte/archiv/2021/3-2021/bekannte-texte-predigen-gelassenheitsgebet-von-reinhold-niebuhr/ (Zugriff am 02.12.2025).

Frobeen, A. (2025). Den Körper achtsam wahrnehmen – Mit dem »Body Scan« zum Download. Techniker Krankenkasse. https://www.tk.de/techniker/gesundheit-foerdern/stress-entspannung/aktiv-entspannen/body-scan-download-2007110 (10.11.2025).

Gielas, A. (2018). Ab nach draußen. Psychologie heute vom 13.08.2013. https://www.psychologie-heute.de/gesundheit/artikel-detailansicht/39060-ab-nach-draussen.html (Zugriff am 10.11.2025).

GKV Spitzenverband (2024). Was ist medizinische Rehabilitation? https://www.gkv-spitzenverband.de/service/medizinische_rehabilitation/reha_infos_1.jsp (Zugriff am 13.11.2025).

Hall, W., Degenhardt, L. (2000). Cannabis use and psychosis: a review of clinical and epidemiological evidence. Australian and New Zealand Journal of Psychiatry, 34, 26–34.

Hannoversche (2024). Ernährung und Psyche: Der Zusammenhang zwischen Essen und mentalem Wohlbefinden. https://www.hannoversche.de/wissenswert/ernaehrung-und-psyche (Zugriff am 10.11.2025).

Heimsoeth, A. (2023). Neuroplastizität. https://antje-heimsoeth.com/neuroplastizitaet/ (Zugriff am 11.11.2025).

Herber, H. (2011). Individuation und Leiden. https://www.individuatio.de/individuation-und-leiden/ (Zugriff am 11.11.2025).

Institut für Qualität und Wirtschaftlichkeit im Gesundheitswesen (IQWiG). Wie zeigt sich eine Schizophrenie? Stiftung für Qualität und Wirtschaftlichkeit im Gesundheitswesen (01.06.2022). https://www.gesundheitsinformation.de/wie-zeigt-sich-eine-schizophrenie.html (Zugriff am 05.11.2025).

Jockers-Scherübel, M.-C. (2007). Untersuchungen zur Pathogenese, der Behandlung und dem Verlauf schizophrener Erkrankungen unter besonderer Berücksichtigung des Einflusses von Neurotrophinen und Cannabiskonsum. Habilitationsschrift. Berlin: Medizinische Fakultät der Charité – Universitätsmedizin Berlin.

Kast, V. (2019). Die Dynamik der Symbole. Grundlagen der Jung'schen Psychotherapie (2. Aufl. der Neuausgabe). Ostfildern: Patmos. https://cgjung.org/der-individuationsprozess/ (Zugriff am 11.11.2025).

Kirch, D. (o. J.). Neurowissenschaft bestätigt die Wirksamkeit von Achtsamkeit und Meditation. Deutsches Fachzentrum für Achtsamkeit. https://dfme-achtsamkeit.com/achtsamkeit-meditation-neurowissenschaft/ (Zugriff am 05.11.2025).

Linszen, D. H., Dingemans, P. M., Lenior, M. E. (1994). Cannabis abuse and the course of recent-onset schizophrenic disorders. Archives of General Psychiatry, 51, 273–279.

Lutherbibel (2017). https://www.bibleserver.com/de/verse/Epheser4%2C32 (Zugriff am 13.11.2025).

Max-Planck-Gesellschaft (2013). Warum Videospielen gut fürs Gehirn sein kann (30.10.2013). https://www.mpg.de/7589369/videospiele-gehirn (Zugriff am 05.11.2025).

Max-Planck-Gesellschaft (o. J.). Das Gehirn. https://www.mpg.de/gehirn (Zugriff am 05.11.2025).

Mecking, A. (2025). Selektive Wahrnehmung: Du siehst was du denkst. Blog. https://happiness.community/selektive-wahrnehmung-wir-sehen-was-wir-denken/ (Zugriff am 11.11.2025).

Median Kliniken (2025). Reha – Wie oft habe ich Anspruch? https://www.median-kliniken.de/de/patienten-angehoerige/informationen-zur-reha/reha-faq/reha-wie-oft-habe-ich-anspruch/ (Zugriff am 05.11.2025).

NDR (2025). Waldbaden – Wie Bäume uns gesund machen. NDR Ratgeber 28.05.2025. https://www.ndr.de/ratgeber/gesundheit/Waldbaden-Wie-Baeume-uns-gesund-machen,waldbaden116.html (Zugriff am 10.11.2025).

Neurologen und Psychiater im Netz (2022). Warum Bewegung der Psyche gut tut. Ratgeber-Archiv vom 09.03.2022. https://www.neurologen-und-psychiater-im-netz.org/psychiatrie-psychosomatik-psychotherapie/ratgeber-archiv/artikel/warum-bewegung-der-psyche-gut-tut-1/ (Zugriff am 10.11.2025).

Noack, K. (2025). Hilfe bei Phobophobie, die Angst vor der Angst: Ursachen, Folgen, Therapie. https://www.noack-hypnose.de/phobophobie/ (Zugriff am 11.11.2025).

Novego (2025). Blog: Depression & Alltag bewältigen. Warum eine Tagesstruktur bei Depressionen wichtig ist (17.05.2025). https://www.novego.de/warum-eine-tagesstruktur-bei-depressionen-wichtig-ist/ (Zugriff am 11.11.2025).

Oppezzo, M., Schwartz, D. L. (2014). Give your ideas some legs: The positive effect of walking on creative thinking. Journal of Experimental Psychology: Learning, Memory, and Cognition, 40 (4), 1142–1152. https://www.apa.org/pubs/journals/releases/xlm-a0036577.pdf (Zugriff am 10.11.2025).

Personio (2025). Pomodoro-Technik: produktiv und effizient arbeiten. https://www.personio.de/hr-lexikon/pomodoro-technik/ (Zugriff am 11.11.2025).

Pietrowsky, R. (2021). Wie du Alpträume mit der Imagery Rehearsal Therapie behandelst. https://psylife.de/magazin/alptraeume-imagery-rehearsal-therapie (Zugriff am 11.11.2025).

Pschyrembel online (o. J.). Progressive Muskelrelaxation (PMR). https://www.pschyrembel.de/Progressive%20Muskelrelaxation/K0EMA (Zugriff am 02.12.2025).

Rohde, D. (2025). Die Magie der Dinge und die Kunst des Loslassens. Göttingen: Vandenhoeck & Ruprecht.

Rüttiger, M.-T., Schürmann, S. (2025). Albträume – Was sie bedeuten und wie du sie für dich nutzen kannst. https://www.ottonova.de/gesund-leben/schlafen-und-entspannung/traeume (Zugriff am 11.11.2025).

Sahakian, B. (2015). Brain training' app may improve memory and daily functioning in schizophrenia. University of Cambridge (03.8.2015). https://www.cam.ac.uk/research/news/brain-training-app-may-improve-memory-and-daily-functioning-in-schizophrenia (Zugriff am 05.11.2025).

Schön Klinik (2025). Schizophrenie. Schön Klinik München. https://www.schoen-klinik.de/schizophrenie (Zugriff am 05.11.2025).

Shamel, C., Penderock, M. (2024). Musiktherapie verstehen: Einsatz, Ziele und Wirkung. Gezeiten Haus Blog. https://www.gezeitenhaus.de/blog/musiktherapie-bei-psychischen-erkrankungen/ (Zugriff am 11.11.2025).

Streck, L. J. (o. J.). Worin C. G. Jung das Wesen der Träume sieht. https://www.diplpsych-streck.de/artikel/worin-c-g-jung-das-wesen-der-trume-sieht (Zugriff am 11.11.2025).

Surles, T. (2024). What is Thought Stopping, and why isn't it effective? https://www.treatmyocd.com/blog/thought-stopping#h-why-are-thought-stopping-techniques-ineffective (Zugriff am 11.11.2025).

Taylor, J. (2023). The power of patience for positive life change. https://www.psychologytoday.com/us/blog/the-power-of-prime/202306/the-power-of-patience-for-positive-life-change (Zugriff am 11.11.2025).

Techniker Krankenkasse (2025). Meditationsexperte Ulrich Ott im Interview. https://www.tk.de/techniker/gesundheit-foerdern/stress-entspannung/aktiv-entspannen/meditationsexperte-ulrich-ott-interview-2007132 (Zugriff am 10.11.2025).

Universitätsklinikum Freiburg (o. J.). ACT – Akzeptanz- und Commitmenttherapie. https://www.uniklinik-freiburg.de/psych/klinische-schwerpunkte/zwangserkrankungen/act.html (Zugriff am 11.11.2025).

Volz, A. (2018). Deine Hand ist über mir. In Liederbuch Feiert Jesus! Teil 2 (9. Aufl.; S. 122). Holzgerlingen: SCM Hänssler.

Wengenroth, M. (2016). Das Leben annehmen: So hilft die Akzeptanz- und Commitment-Therapie (ACT) (3., unveränd. Aufl.). Bern: Hogrefe.

Widmann-Rebay von Ehrenwiesen, B. (2024). Die Gummiband-Methode: Ein einfacher Weg zu positiven Veränderungen. Einführung in »Thought-Stopping«. https://www.ressources.de/blog/die-gummiband-methode-ein-einfacher-weg-zu-positiven-veraenderungen/ (Zugriff am 11.11.2025).
Wikipedia (2025). Heldenreise. https://de.wikipedia.org/wiki/Heldenreise (Zugriff am 11.11.2025).
Wildermuth, V. (2014). Manuskript: Die Welt, wie sie scheint. Sendereihe Philosophie im Hirnscan, 29.05.2014. https://www.deutschlandfunk.de/sendereihe-philosophie-im-hirnscan-manuskript-die-welt-wie-100.html (Zugriff am 11.11.2025).

Weiterführende Literaturempfehlungen

Becker, J. (2025). Psychosen und Spiritualität. Erfahrungen an den Grenzen des Bewusstseins. Köln: Psychiatrie Verlag.
Dienstmann, G. (2018). Meditation: Eine praktische Anleitung. Mit Meditationen auf CD und als Download. München: Dorling Kindersley Verlag.
Genz, J. (2022). Handbuch Kreatives Schreiben. Literarische Techniken verstehen und anwenden. Stuttgart: UTB/Brill Fink.
Heimes, S. (2012). Warum Schreiben hilft. Die Wirksamkeitsnachweise zur Poesietherapie. Göttingen: Vandenhoeck & Ruprecht.
Heimes, S. (2025). Kreatives und therapeutisches Schreiben: Ein Arbeitsbuch. Göttingen: Vandenhoeck & Ruprecht.
Häfner, H. (2017). Das Rätsel Schizophrenie. Eine Krankheit wird entschlüsselt. (4. Aufl.) München: C.H.Beck.
Jung, C. G. (2025). Die Psychologie des Yoga und der Meditation (Herausgegeben von M. Liebscher). Ostfildern: Patmos-Verlag.
Kruljac, R. (2025). Innerer Kompass Intuition. Orientierung finden und sich selbst vertrauen. Göttingen: Vandenhoeck & Ruprecht.
Langegger, F. (2019). Nicht 1 % Schizophrene. Risiken, Einflussfaktoren, Ursachen. Göttingen: Vandenhoeck & Ruprecht.
Lauveng, A. (2008). Morgen bin ich ein Löwe: Wie ich die Schizophrenie besiegte. München: btb.
Leis, M. (2019). Kreatives Schreiben. 111 Übungen (überarb. u. erw. Ausg.). Ditzingen/Stuttgart: Reclam.
Loetz, C. (2023). Mein größtes Rätsel bin ich selbst: Die Geheimnisse der Psyche verstehen. München: Carl Hanser Verlag.
Rechenberg-Winter, P. (2015). Leid kreativ wandeln: Biografisches Schreiben in Krisenzeiten. Göttingen: Vandenhoeck & Ruprecht.
Rom, J. (2013). Schizophrenien: Wissen – Verstehen – Handeln. Brücken bauen zwischen Wahnwelten und Realität. Göttingen: Vandenhoeck & Ruprecht.